# LE BONHEUR D'ÊTRE MÈRE

MICHEL TOURNAIRE

# LE BONHEUR D'ÊTRE MÈRE

*La grossesse après 35 ans*

Odile Jacob

Illustrations de Francis Poulain


15, RUE SOUFFLOT, 75005 PARIS

www.odilejacob.fr

ISBN 2-7381-0811-3

# *Sommaire*

*Introduction* .................................................................... 17

**Première partie**
**Ce qu'il faut savoir avant votre grossesse**

Chapitre premier
UNE GROSSESSE APRÈS 35 ANS

*Votre désir d'enfant* ........................................................ 21

Pourquoi une grossesse aujourd'hui ? (21) ; Vous souhaitez avoir un enfant, mais voulez encore prendre votre temps (24) ; Comment en parler à votre entourage (25) ; De nombreuses femmes sont dans votre cas (26)

*Vos atouts* ........................................................................ 29

Vous êtes prête ! (29) ; Un projet mûrement réfléchi avec votre conjoint (30) ; Des parents plus motivés (30)

*Bien aménager votre nouvelle vie* .................................... 31

Gérer la fatigue (31) ; Concilier carrière et grossesse (31) ; Garder du temps pour vous (33)

*Préparer l'avenir* ............................................................... 33

Un rythme intense et une organisation sans faille… (33) ; La différence d'âge entre votre enfant et vous (33) ; Élever un enfant seule (34) ; Le piège de la mère parfaite (35)

*Les questions le plus souvent posées* ................................ 36

## Chapitre 2
### FAITES LE POINT SUR VOTRE SANTÉ ET VOTRE MODE DE VIE

*Les conseils de votre médecin* ........................................ 37

Faire une évaluation *a priori* de votre fertilité (38) ; Comment se sont déroulées vos grossesses antérieures ? (38) ; L'examen médical et gynécologique (39) ; Les examens obligatoires (40) ; Les examens spécialisés (44) ; Le conseil génétique (45) ; La prise d'acide folique (45) ; La santé de votre conjoint (45)

*Adoptez une bonne hygiène de vie* ................................ 46

Stabilisez votre poids (47) ; Pratiquez un sport régulièrement (47) ; Arrêtez de fumer (48) ; Limitez votre consommation d'alcool (49) ; Stoppez la consommation de drogues (49)

*Les questions le plus souvent posées*................................ 52

## Chapitre 3
### METTEZ TOUTES LES CHANCES DE VOTRE CÔTÉ POUR ÊTRE ENCEINTE

*Comment arrêter votre contraception* ............................ 57

L'arrêt de la pilule (57) ; Le stérilet (58)

*Comment repérer votre période fertile* .......................... 58

L'ovule (59) ; L'ovulation (59) ; La courbe de température (60) ; Les spermatozoïdes (61) ; La fécondation (62) ; Le rythme des rapports sexuels (64)

*Peut-on choisir le sexe de l'enfant ?* ............................. 64

*Quand faut-il consulter si votre grossesse ne vient pas ?* ................................... 65

*Les questions le plus souvent posées*................................ 66

# Deuxième partie
# Bien vivre votre grossesse

## Chapitre 4
## LES TROIS PREMIERS MOIS

*Vous êtes enceinte* .......................................................... 69

Votre rendez-vous chez le médecin (69) ; Les examens nécessaires à la déclaration de grossesse (72) ; Connaître l'âge de la grossesse (75) ; Quand allez-vous accoucher ? (77)

*Le développement de votre bébé* .................................... 77

À 3 mois, tout est en place (77) ; Le liquide amniotique et le placenta (79)

*Les petits maux* ............................................................. 79

Les nausées et vomissements (80) ; La fatigue (80) ; Les maux de tête (80) ; Les douleurs des seins (81) ; Les sécrétions vaginales (81) ; La constipation (81) ; Les douleurs dans le bas du ventre (82) ; Les sensations de vertige et les malaises (82) ; La salivation excessive (83) ; La myopie (83) ; L'humeur changeante (83)

*La première échographie* ................................................ 85

Elle se fait à la 12$^{e}$ semaine (85) ; Votre bébé en images (85)

*Le dépistage de la trisomie 21* ...................................... 87

Votre souhait d'un dépistage prénatal (87) ; Le dépistage direct par l'amniocentèse ou le prélèvement de villosités choriales (88) ; Le prélèvement de sang fœtal (91) ; Dépistage en deux temps (91) ; Que faire en pratique ? (93) ; Les résultats des dépistages (96) ; Les autres anomalies chromosomiques (96)

*Les autres malformations* ................................................ 97

Le conseil génétique (98)

*Quand consulter rapidement ?* ........................................ 98

Vous avez des saignements (99) ; Vous ressentez des douleurs intenses (99)

*Les complications possibles* ........................................ 100

La fausse couche précoce (du 1er trimestre) (100) ; La grossesse extra-utérine (102) ; La môle hydatiforme (103) ; Le cerclage (103)

*Votre grossesse au quotidien* ........................................ 104

Que manger pour être en forme ? (104) ; La vie sexuelle (108) ; Voyages et vacances (109) ; Les vaccinations (112) ; Faire du sport (113)

*Déclarer votre grossesse et choisir votre maternité* ........ 115

Le congé maternité (115) ; Quand prévenir votre employeur ? (115) ; La déclaration de grossesse (116) ; Choisir une maternité (116)

*Les questions le plus souvent posées*.............................. 119

Chapitre 5

DU QUATRIÈME AU SIXIÈME MOIS

*Votre bébé est très actif* ........................................ 123

Vous le sentez bouger (123) ; Tous ses organes se développent (124) ; Son visage s'affine (124)

*Les petits maux* ........................................ 125

Les palpitations (125) ; L'essoufflement (126) ; Le mal de ventre (126) ; Les varices et les jambes lourdes (127) ; Douleurs de dos et sciatique (128) ; Les crampes des jambes (129) ; Les troubles urinaires (130)

*Vos rendez-vous avec votre médecin ou la sage-femme* ........................................ 130

*L'amniocentèse* .................................................. 133

*Les complications possibles* .................................................. 133

Une fausse couche tardive (133) ; Un accouchement très prématuré (134)

*Quand faut-il consulter rapidement ?* .................................................. 134

Vous avez des contractions (134) ; Vous avez des saignements (135) ; Vous avez de la fièvre (135)

*L'échographie morphologique* .................................................. 135

La croissance de votre bébé (136) ; Tous ses organes sont visibles (136)

*Bien vous préparer à l'accouchement* .................................................. 137

La préparation classique (137) ; La sophrologie (138) ; Le yoga (138) ; L'haptonomie (138) ; La préparation en piscine (139)

*Quelles sont les démarches à effectuer au 2e trimestre ?* .................................................. 139

*Les questions le plus souvent posées* .................................................. 141

Chapitre 6

LES TROIS DERNIERS MOIS

*Bébé achève sa maturation* .................................................. 145

Vous communiquez avec lui (145) ; Le placenta et le liquide amniotique (147)

*Les petits maux* .................................................. 148

Les brûlures d'estomac (148) ; La fatigue et les malaises (148) ; Les œdèmes (149) ; Les vergetures (149) ; Les taches brunes (150)

*Vos rendez-vous avec votre médecin ou la sage-femme* .. 150

*La consultation d'anesthésie* ........................................ 152

*L'échographie du 3e trimestre* ........................................ 153

La croissance de votre bébé (153) ; La position de votre bébé (153) ; Le placenta (153) ; Le liquide amniotique (154) ; D'éventuelles malformations (154)

*Dans quel cas avez-vous besoin d'une surveillance rapprochée ?* ................................ 154

Une échographie supplémentaire (154) ; Le tracé du rythme cardiaque de votre bébé (155) ; La radio du bassin (155) ; La version de l'enfant (155)

*Quand faut-il consulter rapidement ?* ........................... 156

*Les complications possibles* ........................................ 157

La prématurité (157) ; L'hypertension artérielle et la pré-éclampsie (157) ; Le retard de croissance (158) ; Le placenta praevia ou bas situé (158) ; L'hématome rétroplacentaire (158) ; Le dépassement de terme (159)

*Quelques conseils* .......................................................... 159

*Préparez votre valise pour la maternité* ....................... 160

Les documents à ne pas oublier (160) ; Le petit sac pour la naissance (160) ; Le nécessaire pour votre séjour avec bébé (160)

*Le congé de paternité* .................................................... 161

Qui a droit au congé paternité ? (161) ; Quelle est la durée du congé paternité ? (162) ; Quand doit être pris le congé paternité ? (162) ; Quelle est l'indemnité journalière paternité ? (162) ; Les démarches à effectuer par le père (162)

*Les questions le plus souvent posées* .............................. 164

## Chapitre 7
### LA NAISSANCE ET LES PREMIÈRES SEMAINES DE VOTRE BÉBÉ

*Quand partir pour la maternité ?* .................................. 167

La date officielle de l'accouchement (167) ; Les contractions (168) ; La perte des eaux (168) ; Le bouchon muqueux (169)

*Comment savoir si votre accouchement a vraiment commencé* .................................. 169

*Les douleurs de l'accouchement* .................................. 171

« Tu n'accoucheras plus dans la douleur » (171) ; Une douleur différente pour chaque femme (172) ; L'anesthésie péridurale (174) ; Les autres moyens de lutte contre la douleur (176) ; Laissez-vous le choix jusqu'à votre accouchement (176)

*La naissance* .................................. 177

Qu'est ce qui déclenche l'accouchement ? (177) ; La phase de dilatation (178) ; L'arrivée de votre enfant (182) ; L'examen du nouveau-né (186) ; La place du père (186) ; La délivrance (186)

*Les accouchements particuliers* .................................. 188

La présentation en siège (188) ; Les jumeaux (190) ; Naissances triples et au-delà (192) ; Vous avez déjà eu une césarienne (192) ; Le déclenchement artificiel (193) ; Forceps et ventouse (195) ; La césarienne (197) ; L'accouchement par surprise (200)

*La rencontre avec votre bébé* .................................. 201

Son aspect vous surprend parfois (201) ; L'amour maternel (202) ; Tous ses sens sont en éveil (203) ; Quelques jours pour faire connaissance (203)

*L'allaitement : sein ou biberon* .................................. 204

La montée de lait : comment ça marche (205) ; Les premiers jours d'allaitement (205)

*Les petits maux des suites de couches* .......................... 206

Les premiers levers (206) ; Les douleurs du ventre (206) ; Les pertes (206) ; Les troubles urinaires (207) ; L'insomnie (207)

*Qu'est-ce que le baby blues ?* .......................... 207

*Le retour à la maison* .......................... 209

Bien vivre ce moment (209) ; Reprendre une contraception et une sexualité (210) ; Prenez soin de votre corps (212)

*Les questions le plus souvent posées* .......................... 215

**Troisième partie**
**Quelles sont les difficultés possibles ?**

Chapitre 8
ET SI LA GROSSESSE NE VIENT PAS ?

*Ne pas trop attendre* .......................... 222

*La consultation en couple* .......................... 222

Votre examen (222) ; L'examen de votre conjoint (223)

*Les examens nécessaires* .......................... 224

La courbe de température (224) ; Le test postcoïtal ou test de Hühner (224) ; Les dosages hormonaux (225) ; L'échographie pelvienne (225) ; L'hystérographie (226) ; La cœlioscopie (226) ; L'hystéroscopie (226) ; Le spermogramme (226)

*Les infertilités féminines* .......................... 227

L'insuffisance ovarienne (227) ; L'insuffisance en progestérone (228) ; Une obstruction des trompes (228) ; L'endométriose (229) ; Une anomalie de la glaire (229) ; Est-ce psychologique ? (229) ; Les infertilités sans cause (231) ; Pilule et stérilet ont-ils une influence sur la fertilité ? (231)

*Les infertilités masculines* .................................................. 231

Peut-on vraiment dire qu'un homme est infertile ? (231) ; Quelles sont les « normes » des caractéristiques du sperme ? (232) ; L'absence de spermatozoïdes (232) ; L'insuffisance du sperme (233) ; L'âge et la fertilité (234)

*Quels sont les traitements possibles ?* ............................. 234

Qui consulter ? (234) ; Les traitements hormonaux (235) ; La chirurgie des trompes (236) ; L'insémination artificielle (237) ; Les fécondations *in vitro* (238) ; La législation de l'assistance médicale à la procréation (242) ; L'assistance médicale à la procréation avec don d'ovocytes ou de sperme (243) ; L'accueil d'embryons (246) ; L'adoption (247) ; Congélation d'ovocytes ? (247)

*Les questions le plus souvent posées*................................ 248

## Chapitre 9
### QUELLES SONT LES COMPLICATIONS POSSIBLES DE LA GROSSESSE ET DE L'ACCOUCHEMENT ?

*Les maladies qui peuvent retentir sur la grossesse* ......... 251

Le diabète (252) ; L'hypertension artérielle (254) ; Les fibromes (255) ; Les effets du Distilbène® (258) ; Vous prenez des médicaments (259)

*Des risques particuliers ?* .................................................. 260

Les fausses couches (260) ; La môle hydatiforme (263) ; Le placenta praevia (263) ; La trisomie 21 (264) ; Les autres malformations varient peu (268) ; Le conseil génétique (269)

*Des complications pour l'enfant* ..................................... 270

La prématurité (270) ; Le poids des enfants (271) ; Les grossesses multiples (271)

*Des complications plus fréquentes pour la mère* ............ 273

Une hémorragie (273) ; Les complications d'une hypertension artérielle (273) ; Phlébites et embolies pulmonaires

(273) ; Certaines situations accentuent l'ensemble des risques (274) ; Peut-on prévenir les accidents maternels ? (275)

*Les grossesses après 50 ans* .......................................... 275

Plus de complications pour les enfants (276) ; Plus de complications pour les mères (277) ; Grossesses par fécondation *in vitro* avec don d'ovocytes à 50 ans et plus (278)

*Les questions le plus souvent posées*.............................. 281

*Conclusion* .......................................................... 285

*Glossaire* .......................................................... 287

*Remerciements* ...................................................... 293

# *Introduction*

Les femmes ont changé. Elles font des études, elles travaillent, elles ont une contraception, elles sont actrices de leur vie. Quand elles décident, un jour, d'avoir un enfant, leur désir est profond, leur choix mûrement réfléchi et elles souhaitent vivre une grossesse épanouie.

Gynécologue obstétricien, je reçois tous les jours des femmes qui sont enceintes ou souhaitent l'être. Depuis plusieurs années, je remarque qu'elles consultent de plus en plus tard, après 35, 40 ou 45 ans. C'est parfois leur premier enfant, plus souvent elles souhaitent vivre une nouvelle maternité avec leur conjoint parce que les aînés ont grandi, parfois elles souhaitent recomposer une famille.

Lorsque je les rencontre, elles ont le plus souvent déjà essayé d'être enceintes depuis quelques mois. Elles savent que le temps passe et veulent mettre toutes les chances de leur côté. D'autres ont pu avoir l'illusion que la fertilité durait très longtemps jusqu'à la disparition des règles et c'est malheureusement faux, celle-ci commence à décliner à partir 35 ans, et de manière très importante après 40 ans. Les extraordinaires découvertes médicales permettent souvent de les aider à avoir une grossesse, mais dans de nombreux cas elles ne suffisent pas.

Lorsque la grossesse est là, le bonheur de la maternité l'emporte et la plupart de ces grossesses se déroulent bien !

Mais toutes ces femmes ont besoin d'être informées. Un des plaisirs de mon métier est de répondre à leurs questions et de les voir repartir rassurées.

Votre grossesse et votre accouchement vont-ils bien se dérouler ? Oui, aujourd'hui, ces grossesses sont sous surveillance rapprochée, ce qui permet d'en éviter le plus souvent les complications et vous pouvez la vivre de manière épanouie.

Risquez-vous plus souvent de donner naissance à un enfant malformé ? La réponse qui peut vous surprendre est non. Grâce à un dépistage fiable par l'amniocentèse proposée à partir de 38 ans, le risque d'avoir un enfant trisomique est inférieur à celui des femmes plus jeunes. Le risque d'autres anomalies n'augmente pas.

J'ai conçu cet ouvrage comme pour vos consultations, en commençant par la première rencontre et tout ce qu'il est bon de savoir si vous souhaitez une grossesse, puis en vous accompagnant trimestre par trimestre jusqu'à votre accouchement. Dans une dernière partie, je fais le point sur tous les progrès médicaux qui permettent de favoriser les grossesses qui ont du mal à se mettre en route et sur les particularités de ces grossesses avec les précautions nécessaires.

PREMIÈRE PARTIE

# Ce qu'il faut savoir avant votre grossesse

CHAPITRE PREMIER

# *Une grossesse après 35 ans*

## Votre désir d'enfant

Vous avez 35 ans ou plus, vous avez depuis quelque temps envie d'avoir un enfant. Bien sûr, vous avez réfléchi, vous en avez peut-être parlé avec votre compagnon, mais, le temps passant, vous vous posez des questions : N'est-il pas trop tard ? Cette grossesse sera-t-elle difficile ? Comporte-t-elle des risques ?

### ➤ *Pourquoi une grossesse aujourd'hui ?*

*Vous avez trouvé le « père idéal »*

Peut-être avez-vous attendu de trouver le compagnon et le « père idéal », ce qui est bien légitime. Les histoires sont multiples, toutes différentes. Certaines femmes vivent une première histoire de couple avec un homme entre 25 et 35 ans. Puis elles se séparent de cet homme et trouvent finalement le réel « amour de leur vie », parfois après 40 ans… Avoir un enfant avec cet homme est alors une évidence !

Mais, Valérie, 43 ans, vient de le rencontrer et ne parvient pas à être enceinte. Elle confie : « J'ai maintenant des regrets d'avoir mis la barre trop haut pour le choix du père. Je redoute aujourd'hui de ne pas parvenir à avoir un enfant. Il est peut-être trop tard… »

*Vous avez privilégié votre carrière*

Certaines femmes, après avoir fait des études, préfèrent attendre d'avoir une situation professionnelle stable avant de concrétiser leur projet de grossesse. Elles représentent aujourd'hui près de la moitié de la population active. D'ailleurs, la carrière des femmes est souvent montrée du doigt comme la cause majeure des grossesses tardives. Dans les sondages, on voit cependant que seule une minorité de femmes considère que des raisons de carrière ont beaucoup retardé leur projet d'enfant. Elles décident de cumuler activité professionnelle et maternité.

*Votre conjoint est moins pressé ?*

Dans la plupart des couples, les deux conjoints sont proches en âge et unis dans leur projet. Mais souvent aussi le désir d'enfant est plus marqué ou existe depuis plus longtemps chez la femme que chez l'homme.

Il arrive même que le conjoint « moins pressé » d'avoir un enfant soit une source de stress pour les femmes enceintes. Lors d'un sondage d'opinion auprès de femmes attendant leur premier enfant, à la question : « Qu'est-ce qui vous stresse le plus au quotidien ? », celles-ci ont répondu : « mon patron » (14 %), « l'enfant » (36 %), « mon conjoint » (50 %) !

Toutefois, il arrive aussi que le désir d'enfant soit plus fort chez votre conjoint, surtout s'il est plus jeune et pas encore père.

### *C'est votre premier enfant*

Si c'est votre premier enfant, votre désir est d'autant plus fort qu'il s'accompagne parfois de l'inquiétude, accentuée par le temps qui passe, de ne pas parvenir à avoir d'enfant du tout.

De plus en plus de femmes souhaitent, en effet, leur premier enfant après 35 ans. L'âge moyen lors de la naissance du premier enfant s'est décalé au cours des trente dernières années : il était de 24,4 ans en 1977, de 27,4 ans en 2000 et approchait 28 ans en 2004. Les premiers enfants chez des femmes de plus de 35 ans restent cependant très minoritaires : leur proportion était en 2004 de 16 % chez celles de 40 ans et plus. Elle était de 8 % en 1962 et de 10 % en 1974.

### *C'est un petit dernier*

La majorité d'entre vous a déjà un ou plusieurs enfants. Mais le temps a passé trop vite, et vous souhaitez avoir à nouveau un enfant, dont vous vous occuperez différemment, avec qui vous prendrez plus de temps et qui bénéficiera de votre expérience.

Parfois, ce sont vos enfants qui vous demandent un petit frère ou une petite sœur.

Les risques liés à ces maternités sont moins importants que lorsqu'il s'agit de votre premier enfant.

### *Vous voulez fonder une nouvelle famille*

Peut-être êtes-vous séparée du père de vos premiers enfants. Vous avez un nouveau compagnon et ensemble vous souhaitez fonder une nouvelle famille, avoir un enfant. Les familles recomposées sont de plus en plus fréquentes.

Aujourd'hui, près de 2 millions d'enfants vivent dans une famille recomposée en France.

*Un enfant toute seule ?*

De nombreux enfants sont élevés par leur mère. Un sondage publié en 2000 montre que parmi les mères seules interrogées, 61 % considèrent que si c'était à refaire, elles élèveraient à nouveau leur enfant seules.

Si c'est votre situation, c'est peut-être parce que vous n'avez pas trouvé l'homme « parfait » ou bien parce que vous vous êtes séparée de votre compagnon. Dans tous les cas, dites-vous que, pour votre enfant, mieux vaut probablement une mère seule qu'une mère en conflit avec son conjoint.

Si vous vivez en couple avec une femme, sachez que dans ce cas le don de sperme n'est pas autorisé par la loi en France. En revanche, une femme peut adopter un enfant si elle est célibataire, mais pas si elle est pacsée avec une personne du même sexe.

### ➤ *Vous souhaitez avoir un enfant, mais voulez encore prendre votre temps*

L'allongement de la vie prolonge le désir d'enfant. Mais, attention, il existe un écart croissant entre le calendrier de la vie et celui de la reproduction. En 2002, l'espérance de vie à 40 ans pour une femme en France était de 84 ans et pour un homme de 78 ans. Quant aux chances de grossesse, elles sont maximales entre 20 et 24 ans et diminuent plus nettement à partir de 35 ans pour chuter à partir de 40 ans et devenir infimes à partir de 45 ans.

Sachez que les moyens de la médecine moderne ne vous permettront pas d'obtenir une grossesse à tout âge. La fécondation *in vitro*, par exemple, a une très faible efficacité après 40 ans, à tel point que, passé cet âge, de nombreuses équipes refusent de la pratiquer et elle n'est pas remboursée par la Sécurité sociale au-delà du 43e anniversaire de la femme.

Même si les progrès de la médecine peuvent apporter une aide réelle, sachez que le temps passe vite et qu'il est préférable de ne pas trop attendre pour rechercher une éventuelle cause d'infertilité et la traiter. Chaque mois compte, surtout à partir de 40 ans. Mieux vaut alors passer à l'action si votre décision est prise.

### ➤ *Comment en parler à votre entourage*

Mêmes si elles sont plus nombreuses aujourd'hui, les grossesses après 35 ou 40 ans sont encore stigmatisées. Les moins bien informés n'hésitent pas à faire part de leurs commentaires, souvent maladroits, parfois désobligeants : « Mais tu es folle ! » ou « Vouloir un enfant à cet âge est une preuve d'égoïsme ! », « Quel âge auras-tu quand ton fils aura 20 ans ? », etc.

La tolérance est, sur cette question, assez inégale entre les sexes : lorsqu'un acteur célèbre a son septième enfant à 67 ans, il est salué avec admiration par les foules. En revanche, certaines femmes qui ont eu des enfants grâce à l'assistance médicale à la procréation avec don d'ovocytes, ont dû se cacher pour échapper à l'interpellation houleuse du public et des médias.

Actuellement, avec son espérance de vie de 84 ans, une femme qui aura un enfant à 44 ans a de bonnes chances d'accompagner celui-ci dans la vie jusqu'à ses 40 ans. Ce n'est pas le signe d'une grande lâcheté…

Gardez à l'esprit que l'âge est loin d'être l'unique paramètre pour bien élever votre enfant.

### ➤ *De nombreuses femmes sont dans votre cas*

Vous n'êtes pas seule, les grossesses après 35 ans en France sont de plus en plus nombreuses. Voici comment les naissances se sont réparties par âge en 2002 : 139 100 naissances, soit 18,3 % des accouchements concernaient des femmes de 35 ans et plus, dont 113 302 (14,8 %) entre 35 et 39 ans, 24 603 (3,2 %) entre 40 et 44 ans et 1 195 (0,3 %) à 45 ans et au-delà.

**Répartition par tranches d'âge des enfants nés en 2002 (INSEE)**

| Âge maternel | Nombre de naissances | Pourcentage des naissances |
|---|---|---|
| **14-34 ans** | **622 530** | **81,7 %** |
| **35-39 ans** | **113 302** | **14,8 %** |
| 35 | 32 058 | – |
| 36 | 27 360 | – |
| 37 | 22 393 | – |
| 38 | 17 877 | – |
| 39 | 13 614 | – |
| **40-44 ans** | **24 603** | **3,2 %** |
| 40 | 9 664 | – |
| 41 | 6 552 | – |
| 42 | 4 371 | – |
| 43 | 2 598 | – |
| 44 | 1 418 | – |

| **Âge maternel** | **Nombre de naissances** | **Pourcentage des naissances** |
|---|---|---|
| **45-49 ans** | **1 155** | **0,15 %** |
| 45 | 641 | – |
| 46 | 291 | – |
| 47 | 147 | – |
| 48 | 58 | – |
| 49 | 18 | – |
| **50-54 ans** | **40** | **– inférieur à 0,01 %** |
| 50 | 18 | – |
| 51 | 6 | – |
| 52 | 7 | – |
| 53 | 0 | – |
| 54 | 9 | – |
| TOTAL | 761 630 | 100 % |
| Dont 35 et plus | 139 100 | 18,3 % |
| 40 et plus | 25 798 | 3,4 % |

En 2004, il y a eu 794 000 naissances en France ; 17,5 % des bébés sont nés d'une mère âgée de 35 ans et plus et 3,3 % d'une mère de 40 ans et plus.

L'âge moyen des mères pour l'ensemble des grossesses est passé de 26,8 ans en 1980 à 29,6 ans en 2004, soit une progression de 2,8 ans en vingt-quatre ans.

Après avoir diminué du début du siècle jusqu'aux années 1980, le nombre de naissances chez les femmes de 40 ans et plus a triplé en vingt ans (voir tableau ci-dessous), c'est un phénomène de société marquant.

**Les naissances de 40 ans et plus de 1930 à nos jours (INSEE)**

| Année | Nombre de naissances chez les femmes de 40 ans et plus | Pourcentage des naissances |
|---|---|---|
| 1930 | 35 713 | 4,7 |
| 1940 | 30 554 | 5,7 |
| 1950 | 40 822 | 4,7 |
| 1960 | 24 327 | 3,0 |
| 1970 | 24 666 | 2,9 |
| 1980 | 8 619 | 1,1 |
| 1990 | 18 380 | 2,1 |
| 1995 | 18 397 | 2,5 |
| 2002 | 25 798 | 3,4 |

Quels sont, depuis vingt ans, les éléments qui ont contribué à décaler l'âge de la grossesse, à conduire de plus en plus femmes à vouloir un enfant plus tard ?

• On se souvient de la phrase des féministes : « Un enfant, si je veux, quand je veux » ; « Si je veux », c'est possible depuis qu'il existe une meilleure utilisation des moyens de contraception et un meilleur accès à l'IVG. « Quand je veux » n'est malheureusement pas aussi réaliste : cette formule a trompé beaucoup de femmes qui ont cru qu'elles avaient tout leur temps pour envisager une grossesse.

• Les études plus longues et l'augmentation du nombre de femmes qui travaillent favorisent le retard des premières grossesses, puis bien sûr des suivantes.
• Les grossesses d'aujourd'hui sont plus souvent désirées que par le passé où une proportion élevée d'entre elles était accidentelle.
• C'est un phénomène plus marqué dans les zones urbaines que dans les zones rurales actuellement moins peuplées.
• Les hommes prennent leur temps avant de fonder une famille. Les mentalités s'accordent sur ce point : on fait sa vie de garçon d'abord. De plus il existe une réalité évidente, les hommes sont fertiles plus longtemps que les femmes. Cependant la stérilité masculine existe aussi et peut être révélée tardivement.
• Les médias « people » glorifient certaines femmes qui ont des enfants après 40 ans. Ces grossesses exposées au grand jour peuvent donner l'illusion qu'il est facile d'avoir un enfant à tout âge.

## Vos atouts

### ➤ *Vous êtes prête !*

Vous vous sentez prête aujourd'hui, plus mûre que lorsque vous aviez entre 20 et 30 ans. Vous avez acquis une stabilité affective, apportée par votre expérience de la vie. C'est bien sûr un élément favorable au bon déroulement de votre grossesse et de votre maternité.

Cet enfant arrive aussi parfois après une longue et difficile période d'infertilité ou de demande d'adoption et vous appréciez ce « cadeau ».

### ➤ *Un projet mûrement réfléchi avec votre conjoint*

Avec votre conjoint, vous avez pu observer autour de vous de nombreuses familles et repérer les principes éducatifs qui vous conviennent. Vous avez réfléchi à l'environnement que vous souhaitez offrir à votre futur enfant.

### ➤ *Des parents plus motivés*

Une étude d'une université américaine a montré que les mères après 35 ans se sentent bien dans leur nouveau rôle et apportent habituellement plus à leurs enfants. Seul bémol, elles auraient tendance à vouloir être trop parfaites dans leur rôle de mère !

Avec leur expérience de la vie, elles ont une plus grande confiance en elles. Pour élever leur enfant, elles acceptent plus facilement les conseils venus de l'extérieur, elles prennent les situations délicates avec plus de philosophie et d'humour, elles sont plus patientes.

La patience et la tolérance sont des atouts lorsque votre enfant commence à faire des dessins sur les murs ! Cependant, c'est peut-être plus une affaire de caractère…

Les parents qui ont eu leurs enfants après 35 ou 40 ans sont généralement plus motivés pour les élever, prennent plus de temps pour eux, misent davantage sur leur éducation, s'impliquent, par exemple, dans leur scolarité (réunions de parents d'élèves…). Leurs conditions économiques, souvent meilleures, leur permettent de faire bénéficier leur enfant de davantage de loisirs, voyages, événements culturels et études.

Frédéric, 17 ans : « Je crois que j'ai de la chance d'avoir des parents comme les miens. Ils ont passé beaucoup de temps avec moi. Ils m'ont toujours emmené en voyage, même quand j'étais petit, plus que les autres enfants de mon âge. »

Chaque enfant reçoit une éducation différente, selon qu'il est enfant unique ou dernier d'une fratrie, par exemple. Lucile, 10 ans : « Mes parents étaient plus âgés que les autres, mais j'avais la chance d'avoir une grande sœur de douze ans de plus que moi. C'était super. »

S'il est le premier, il sera peut-être enfant unique, et son éducation sera souvent menée très consciencieusement par ses parents.

Enfin, des études ont montré que la maternité vous conduit souvent à prendre aussi meilleur soin de vous-même, à faire plus d'exercice et à vous maintenir en forme et en bonne santé.

## Bien aménager votre nouvelle vie

### ➤ *Gérer la fatigue*

Vous n'aurez peut-être pas la même énergie qu'à 20 ans. Mais la fatigue est sujette à de grandes variations individuelles et elle peut être compensée par une meilleure organisation, vous avez appris à gérer votre temps et à mieux prendre soin de vous.

### ➤ *Concilier carrière et grossesse*

La venue d'un enfant, votre famille qui s'agrandit vont vous demander des moyens financiers à long terme. Cela peut vous conduire à prolonger votre activité professionnelle.

Carrière et grossesse sont compatibles. Une situation de travail stable constitue un plus pour vous.

Mais votre grossesse peut aussi être l'occasion d'aménager votre carrière. Vos conditions de travail ne doivent pas mettre en péril votre grossesse. Le bon déroulement de celle-ci doit être votre priorité.

Si votre grossesse se déroule normalement, il n'y a pas de raison de réduire votre activité professionnelle. Cela dépend bien sûr de vos conditions de travail. Certaines professions comportent davantage de facteurs de fatigue et de risque qu'il vous faut dès à présent évaluer :

- des trajets longs et pénibles,
- une position debout prolongée,
- des tâches physiques pénibles,
- un environnement bruyant ou une atmosphère avec de hautes températures,
- une exposition à des maladies infectieuses (hôpitaux, enfants...),
- un travail avec des produits toxiques.

Vous devez prévoir, si nécessaire, de modifier vos conditions de travail. Dans de nombreuses entreprises, il existe des conventions collectives qui permettent dès le quatrième mois de grossesse d'aménager son travail et ses horaires. Certaines situations pénibles sont connues pour augmenter le risque de prématurité surtout s'il y a déjà eu un enfant prématuré ou bien une menace sévère d'accouchement avant le terme. Renseignez-vous. Votre médecin du travail pourra vous aider. Essayez d'établir, en accord avec votre employeur, un programme avec vos collègues et vos remplaçants éventuels. L'accueil réservé par votre hiérarchie et vos collègues à l'annonce de votre grossesse est un point essentiel dans l'obtention de bonnes conditions de travail. Vous serez parfois surprise par une réaction très positive.

Assurez-vous enfin que vous bénéficiez d'une bonne couverture sociale.

### ➤ *Garder du temps pour vous*

Vous aviez l'habitude d'avoir des moments de tranquillité. Après la naissance, prenez soin de vous aménager des moments à vous : loisirs personnels, activités sportives...

## Préparer l'avenir

### ➤ *Un rythme intense et une organisation sans faille...*

Il vous faut réfléchir à une bonne organisation pour pouvoir toujours garder un peu de temps pour vous.

Si vous êtes dans la configuration d'une famille recomposée, chaque conjoint peut avoir ses enfants de relations précédentes. Ils peuvent constituer pour vous une charge importante. Les enfants de différentes unions vivent parfois sous le même toit ou bien naviguent entre plusieurs lieux de résidence. Il faut alors jongler entre l'école, les déplacements vers les lieux de résidence, les vacances, les finances, le travail. Une organisation impeccable est souvent nécessaire pour que la vie quotidienne ne se transforme pas en une course perpétuelle.

### ➤ *La différence d'âge entre votre enfant et vous*

La différence d'âge entre votre enfant et vous se posera peut-être. Certains enfants auront parfois à affronter les remarques des copains à la sortie de l'école : « C'est ta maman ou ta mamie ? »

Charlotte, 17 ans : « Mes parents étaient les plus vieux de ceux de ma classe. Quand j'étais petite, je ne m'en suis pas rendu compte. Puis j'ai remarqué que ma mère paraissait plus âgée que les autres. J'étais gênée quand elle venait me chercher à l'école. »

Votre enfant aura aussi moins de chances de connaître ses grands-parents, et à plus forte raison ses arrière-grands-parents. Quand on a 20 ans, deux ou trois générations sont présentes, à 40 ans, il y a moins de chances pour que ces générations soient encore présentes et disponibles pour garder les enfants de temps en temps.

### ➤ *Élever un enfant seule*

Élever un enfant seule représente une charge importante. Notamment dans la gestion de l'aspect financier. Il importe d'évaluer quelles aides peuvent vous être apportées dans le cadre familial ou amical, notamment par les parents d'enfants du même âge que les vôtres. Organisez-vous autant que possible avec d'autres parents ou mères seules.

Il peut être bon d'organiser également une présence masculine avec vos enfants. Vous pouvez par exemple choisir un enseignant masculin, prévoir la visite régulière du parrain, d'amis…

Vous ne devez pas vous sentir coupable et devez au contraire vous ménager du temps pour vous-même. Faites-vous aider pour le travail de la maison, tout en abaissant vos exigences.

### ➤ *Le piège de la mère parfaite*

Vous aurez peut-être tendance à trop couver votre enfant. Surtout si vous cessez toute activité professionnelle à l'occasion de votre grossesse. Éduquer son enfant devient alors une « nouvelle carrière ».

Philippe, 13 ans : « Ma mère a 53 ans et elle est très inquiète pour moi. Elle veut toujours savoir tout ce que je fais. Les autres mères sont plus cool avec leurs enfants. »

Faites attention à ne pas trop orienter cette « carrière » sur les résultats, en faisant tout pour que votre enfant soit le plus précoce, le plus astucieux, le plus athlétique, qu'il parle, marche et lise plus tôt que les autres... ! Cette attitude s'observe encore davantage pour un premier enfant.

Ne soyez pas surprotectrice...

## Les questions le plus souvent posées

**« Quelle est l'évolution actuelle de l'âge des grossesses en France ? »**
*Il s'est produit un changement rapide puisque, en une vingtaine d'années, l'âge moyen lors des grossesses est passé de 26,8 ans en 1980 à 29,6 ans en 2004. Le nombre des grossesses à partir de 40 ans a été multiplié par trois en 20 ans.*

**« Quelles sont les raisons du recul global de l'âge des grossesses ? »**
*La contraception a joué son rôle : « Un enfant si je veux ».*
*Il y a aussi l'idée, malheureusement fausse, que l'on peut avoir une grossesse à tout âge : « Un enfant quand je veux. » Cette affirmation s'accompagne de la croyance que la médecine toute-puissante peut résoudre tout problème de fertilité, ce qui n'est pas vrai.*
*La recherche du père idéal...*
*Pour certaines, des raisons de carrière.*
*Parfois aussi l'attente de conditions économiques meilleures.*

**« Quels sont les atouts de l'âge ? »**
*Vous êtes plus souvent prête, motivée, organisée.*
*Vous êtes plus patiente, ce qui vous sera utile durant votre grossesse et surtout ensuite, pour élever votre enfant.*

**« Quelle peut être la réaction de mon enfant face à une mère ou des parents âgés ? »**
*Les réponses des intéressés sont variables. Certains ont un peu honte d'avoir des parents plus âgés que ceux de leurs camarades de classe. D'autres trouvent que leurs parents sont plus attentifs et plus disponibles que les autres.*

CHAPITRE 2

# *Faites le point sur votre santé et votre mode de vie*

Ce désir de grossesse est le moment de faire le point sur votre santé et de changer peut-être certaines de vos habitudes de vie. Ces quelques conseils vous permettront de mettre en œuvre votre projet de façon sereine et de bien préparer votre grossesse.

## Les conseils de votre médecin

Les grossesses, et notamment les grossesses après 35 ans, demandent une attention médicale particulière. N'hésitez donc pas à prendre rendez-vous avec votre gynécologue avant votre grossesse. Dans le cadre d'un bilan prénuptial, certains examens sont obligatoires. Mais le mariage étant moins systématique aujourd'hui, vous êtes nombreuses à n'avoir jamais pratiqué ces examens. C'est le moment de le faire.

Par ailleurs, certaines maladies sont plus fréquentes après 35 ans, comme le diabète, l'hypertension artérielle et les fibromes. Il est important de les dépister avant votre grossesse pour réduire leur risque de complications. Il est également important de faire le point avec votre médecin sur vos antécédents gynécologiques.

### ➤ *Faire une évaluation* **a priori** *de votre fertilité*

Certains antécédents gynécologiques doivent être recherchés afin d'évaluer votre fertilité *a priori* :

- Avez-vous essayé d'être enceinte auparavant ?
- Avez-vous eu un traitement ou une intervention pour l'infertilité ?
- Votre partenaire a-t-il des doutes sur sa fertilité ?
- Vos règles sont-elles très espacées ? Une absence de règles signe une absence d'ovulation (... ou parfois une grossesse).
- Avez-vous eu une infection des trompes, une salpingite, qui a pu se manifester par des douleurs du bas-ventre importantes avec une fièvre, nécessitant un traitement antibiotique, parfois une cœlioscopie ?
- Avez-vous eu une grossesse extra-utérine ?

### ➤ *Comment se sont déroulées vos grossesses antérieures ?*

La notion de grossesse à risque est très liée au fait que des accidents sont survenus lors de vos éventuelles grossesses antérieures.

- Une grossesse extra-utérine peut récidiver.
- Des antécédents de fausses couches à répétition, c'est-à-dire deux, surtout trois, augmentent le risque d'apparition d'une nouvelle fausse couche. Cette situation se

rencontre plus fréquemment après 35 ans. Il peut s'agir de fausses couches précoces du $1^{er}$ trimestre ou de fausses couches tardives. Dans ce dernier cas, il existe un risque particulier de récidive de fausse couche tardive ou d'accouchement prématuré, voire très prématuré. Un bilan peut être nécessaire.

– Un diabète qui s'est manifesté seulement en cours de grossesse risque fortement de récidiver. Des précautions doivent être prises avant et surtout pendant la grossesse.
– Une hypertension artérielle survenue pendant une grossesse risque de récidiver. Des précautions peuvent être prises avec, dans certains cas, un traitement par minidoses d'aspirine en cours de grossesse.
– Un accouchement prématuré multiplie par trois le risque de prématurité pour une grossesse ultérieure. Deux accouchements prématurés multiplient par six ce risque.

### ➤ *L'examen médical et gynécologique*

Après avoir fait avec vous le tour de votre histoire médicale et recherché les éléments qui pourraient influer sur une grossesse future, en particulier le diabète et l'hypertension artérielle votre médecin vous examinera comme d'habitude.

Puis, il vous donnera des conseils pour :

– Adapter les traitements qui doivent être poursuivis (diabète, épilepsie…) et cesser ceux qui ne sont pas indispensables.
– Commencer la prise d'acide folique (0,4 mg) jusqu'au $2^{e}$ mois et demi de grossesse (voir p. 45).

Il vous prescrira une prise de sang et d'éventuels examens complémentaires, discutera avec vous de votre hygiène de vie et vous engagera à vérifier votre couverture sociale pour la grossesse.

### ➤ *Les examens obligatoires*

Les examens demandés sont bien sûr pratiqués en fonction des résultats de vos examens antérieurs éventuels. Dans le cadre de l'examen prénuptial, certains examens sont obligatoires. Il s'agit de la rubéole, de la toxoplasmose, du groupe et du facteur rhésus, de la recherche d'agglutinines irrégulières ; la recherche du VIH est proposée.

#### *La rubéole*

La rubéole se manifeste par une éruption de taches rosées, l'apparition de ganglions, d'une fièvre... Elle peut aussi passer inaperçue.

Cette maladie bénigne est susceptible d'entraîner chez l'enfant, si elle est contractée par la femme enceinte en début de grossesse, des risques de malformations cardiaques, oculaires, une surdité, et un possible retard mental. Le risque est globalement faible puisque la majorité des femmes en âge d'être enceintes sont protégées soit parce qu'elles ont eu la rubéole dans leur enfance, soit parce qu'elles sont immunisées par la vaccination.

Pour savoir si vous êtes protégée, il vous faut de toute façon faire le test car l'efficacité du vaccin n'est pas garantie à 100 %.

Si le test de rubéole est négatif, on vous proposera une vaccination. Celle-ci implique une contraception pendant trois mois. Pour une femme de plus de 40 ans, il convient de mettre en balance le risque de rubéole avec le risque de réduire les chances de grossesse en perdant encore trois mois. Si c'est votre cas, abordez cette question avec votre médecin. Il faut savoir que les cas de rubéole frappant en cours de grossesse restent exceptionnels en France.

Si vous n'êtes pas immunisée, vous devez éviter le contact avec les enfants pouvant vous contaminer, surtout en début de grossesse. Si vous vous retrouvez en contact avec un enfant porteur de la rubéole, vous devez consulter un médecin afin de savoir si vous avez été contaminée.

*La toxoplasmose*

La toxoplasme est un parasite qui se multiplie dans l'intestin des chats. Il est présent dans la viande d'animaux contaminés, dans la terre si celle-ci a été en contact avec des déjections de chats, dans les litières des chats, sur certains aliments comme les fraises. Les symptômes sont généralement discrets. Des ganglions, une fièvre légère, une fatigue, des douleurs musculaires sont autant de signes peu spécifiques pouvant accompagner une toxoplasmose.

Contractée durant la grossesse, la toxoplasmose peut être responsable de lésions chez l'enfant, en particulier du cerveau et de l'œil. En début de grossesse, les malformations sont peu fréquentes mais sévères, tandis qu'en fin de grossesse elles sont plus fréquentes mais moins sévères.

Il importe de savoir avant votre grossesse si vous êtes protégée ou non.

- Si le test est positif, vous avez été en contact avec ce parasite et vous êtes protégée.
- Si le test est négatif, prenez les précautions nécessaires dès que vous mettez en route votre projet de grossesse

car il n'existe pas de vaccin contre la toxoplasmose. En l'absence de protection, un contrôle sanguin est fait chaque mois tout au long de votre grossesse.

**Toxoplasmose : quelles sont les précautions à prendre ?**

En l'absence de protection contre la toxoplasmose, vous devez respecter certaines précautions :
– vous laver les mains soigneusement avant de préparer les aliments,
– laver soigneusement les fruits et légumes y compris les salades prêtes à l'emploi avant de les manger,
– bien cuire la viande fraîche ou surgelée,
– porter des gants pour manipuler de la terre ou jardiner, et vous laver les mains soigneusement ensuite,
– éviter d'être en contact avec de la litière ou de la terre souillée par un chat, si c'est le cas, vous laver soigneusement les mains.

*Le groupe sanguin et le facteur rhésus*

Le groupe sanguin comporte deux parties : d'une part, les lettres A, B, AB, ou O, d'autre part, le facteur rhésus positif ou rhésus négatif.

• Que se passe-t-il si les deux parents n'appartiennent pas au même groupe sanguin ?

Les incompatibilités entre des groupes respectivement A et B chez les deux conjoints n'entraînent pas d'atteinte pendant la grossesse, mais peuvent donner des ictères, c'est-à-dire une jaunisse chez le nouveau-né. Les incompatibilités sanguines dans le couple, quelles qu'elles soient, n'entraînent pas de fausses couches du début de grossesse contrairement à une croyance répandue.

• Que se passe-t-il en cas d'incompatibilité sanguine mère-enfant ?

Cette situation est abordée au cours de la première consultation de grossesse (voir p. 73).

*La syphilis*

La syphilis est une maladie sexuellement transmissible dont la déclaration est obligatoire et qui nécessite un traitement par antibiotiques. Elle peut être transmise de la mère à l'enfant à partir du 4e mois de grossesse. Un traitement assez simple permet d'éviter les conséquences sur l'enfant. En revanche, si elle n'est pas traitée, elle peut entraîner certaines malformations, voire le décès de l'enfant.

Le test de la syphilis n'est plus obligatoire lors de l'examen prénuptial, mais il est souhaitable de l'effectuer dans un contexte à risque.

*Le sida ou infection par le VIH*

Le sida est une maladie virale qui se transmet par les relations sexuelles et le sang. Il existe maintenant des traitements qui ont permis de stabiliser dans beaucoup de cas cette maladie au pronostic grave. La transmission du virus de la mère à l'enfant peut se faire en cours de grossesse ou pendant l'accouchement.

Avant la mise en route d'une grossesse, il est évidemment important de savoir si la mère est séropositive et éventuellement atteinte d'une forme sévère de la maladie, car dans ce cas il y a risque d'aggravation de la maladie pendant la grossesse.

Le risque de contamination de l'enfant dépend d'un certain nombre de paramètres, dont la gravité de l'atteinte maternelle. On a noté aussi une augmentation de la transmission mère-enfant après 35 ans.

### ➤ *Les examens spécialisés*

Certains examens vous seront peut-être proposés en fonction de vos antécédents ou des résultats de votre examen médical.

#### *L'échographie gynécologique*

L'échographie gynécologique utilise les ultrasons et permet de visualiser l'appareil gynécologique, l'utérus, les ovaires et une éventuelle grossesse. Elle permet notamment de voir la dimension et la position d'un fibrome.

#### *L'hystérographie*

C'est une radiographie de l'utérus qui permet d'évaluer l'intérieur de l'utérus dans son ensemble. Elle est indiquée pour mieux visualiser certains fibromes ou pour rechercher une cause à des fausses couches à répétition, à un accouchement prématuré. Elle permet aussi d'explorer les trompes s'il existe un doute sur la fertilité.

#### *La mammographie*

La mammographie se pratique habituellement à partir de 40 ans. Cependant, si vous avez un risque élevé de cancer du sein, du fait d'antécédents familiaux proches par exemple, une mammographie peut vous être prescrite. Il est bien sûr préférable de la faire avant la grossesse. Au cours de la grossesse, elle est moins lisible. La découverte d'une lésion à la mammographie peut conduire à réévaluer le projet de grossesse.

*Un bilan de la coagulation sanguine*

Si vous avez eu une phlébite ou une embolie pulmonaire, il est souhaitable de demander un bilan de la coagulation avant la grossesse car ces examens sont perturbés et difficiles à interpréter en cours de grossesse.

### ➤ *Le conseil génétique*

En cas de maladie familiale comme la mucoviscidose, la myopathie, il peut être souhaitable de consulter un médecin généticien (voir p. 98.)

### ➤ *La prise d'acide folique*

Il a été démontré que la prise de vitamine B9 (acide folique) permettait de réduire, pour l'ensemble des grossesses, la survenue de certaines malformations, en particulier le spina bifida qui touche la colonne vertébrale. L'OMS recommande la prescription d'acide folique avant le début de la grossesse et jusqu'à 2 mois et demi de grossesse.

### ➤ *La santé de votre conjoint*

Il est également important que vous informiez votre médecin de l'âge et de l'état de santé de votre conjoint. Est-il est en bonne santé ? Est-il porteur de maladies transmissibles ? Quelles sont les éventuelles maladies familiales ? Tous ces éléments sont à prendre en considération pour le bon suivi de votre grossesse.

Mais deux questions vous inquiètent souvent plus particulièrement :

• La fertilité des hommes chute-t-elle avec l'âge ?

Elle diminue en effet progressivement avec l'âge, mais reste tout de même présente bien plus longtemps que chez la femme. La fertilité est en revanche altérée, quel que soit l'âge, par le tabac et l'alcool. Le projet de grossesse est l'occasion de changer certaines habitudes de vie.

• Un âge avancé du conjoint peut-il être responsable de malformations ?

Ce point est discuté. Deux études anciennes avaient observé pour des conjoints d'un âge supérieur à 55 ans une augmentation du risque de trisomie 21. Une étude récente n'a pas trouvé d'augmentation du taux de trisomie 21 ni d'autres anomalies liées à l'âge du conjoint.

**Vous avez un projet de grossesse : prenez rendez-vous avec votre médecin pour**

– Rechercher les éventuelles maladies pouvant retentir sur vous ou votre bébé.
– Faire les examens nécessaires.
– Évaluer votre fertilité.
– Vous informer sur la grossesse.
– Vous faire conseiller pour votre mode de vie.

## Adoptez une bonne hygiène de vie

Les femmes sont capables d'opérer pour leur futur enfant de nombreux changements dans leur mode de vie, qu'elles n'auraient pas réalisés pour elles-mêmes. La préparation de la grossesse est donc un moment privilégié pour prendre de bonnes résolutions et mettre en place une vie équilibrée qui vous convienne.

### ➤ *Stabilisez votre poids*

À partir de 35 ans, vous avez en général une meilleure nutrition que les femmes plus jeunes, mais il arrive aussi plus fréquemment que vous ayez un excès de poids.

Le poids a un rôle sur la fertilité et sur le bon déroulement de la grossesse. Excès de poids ou maigreur excessive abaissent la fertilité. L'excès peut en effet modifier l'ovulation. Cela se manifeste souvent par des cycles irréguliers, voire une absence de règles. À l'inverse, une minceur excessive peut être, dans les cas extrêmes, la cause d'une absence d'ovulation, rendant une grossesse impossible. Dans d'autres cas intermédiaires, l'ovulation peut être seulement perturbée. Certains exercices intensifs tels que ceux pratiqués chez les marathoniennes ou les sportives de haut niveau peuvent être responsables de telles situations.

S'il est donc souhaitable de perdre vos éventuels kilos superflus avant la grossesse, votre projet de grossesse ne doit bien entendu pas être retardé pour cette seule raison.

### ➤ *Pratiquez un sport régulièrement*

Si vous pratiquez un sport de façon régulière, votre forme physique est un atout pour votre grossesse et votre accouchement. Vous aurez sans doute une meilleure récupération physique.

Si vous ne pratiquez pas de sport habituellement, c'est peut-être le bon moment pour vous y mettre. Vous vous sentirez mieux et contrôlerez plus aisément votre prise de poids. Pourquoi ne pas associer votre conjoint à cette initiative ? Considérez donc que votre grossesse est l'occasion rêvée de repenser votre mode de vie.

Quel sport pratiquer en vue et en début de grossesse ? C'est une question d'expérience et de dosage. Surtout, ne vous épuisez pas, sachez modérer vos efforts. Certains sports sont particulièrement recommandés, comme la gymnastique, la natation. Tous les mouvements qui peuvent améliorer la musculature et réduire les risques de maux de dos pendant la grossesse sont conseillés.

Il faudra évidemment éviter, lors de la grossesse, les sports violents avec chocs et les sports de contact : le ski nautique qui risque de provoquer des lésions gynécologiques, la plongée sous-marine profonde, qui peut entraîner des embolies gazeuses avec accidents pour le fœtus, sont interdits pendant la grossesse (voir p. 113).

### ➤ *Arrêtez de fumer*

Le tabac, outre ses effets cancérigènes, réduit la fertilité, entraîne un taux plus élevé de grossesses extra-utérines, de fausses couches, d'accouchements prématurés, de morts *in utero*, et d'enfants de faible poids. Une augmentation des cas de mort subite du nouveau-né a aussi été relevée.

La période précédant la conception est clairement l'un des meilleurs moments pour arrêter de fumer. Alors pourquoi ne pas associer l'arrêt du tabac à vos autres bonnes résolutions d'amélioration de votre mode de vie ?

Pour certaines, il est plus difficile d'arrêter de fumer en cours de grossesse à cause du stress. Attention : certaines femmes arrêtent de fumer avant la grossesse et rechutent en début de grossesse, parfois à la suite de l'amniocentèse, durant l'attente des résultats, qui peut être un moment difficile à vivre. Cet examen étant fréquent après 38 ans, il convient d'être avisée de ce piège.

### ➤ *Limitez votre consommation d'alcool*

Des travaux récents montrent qu'un risque existe pour l'enfant même avec une consommation très faible d'alcool par la mère. Le conseil actuel est donc d'arrêter toute consommation d'alcool durant la grossesse.

Celle-ci entraîne des risques de malformations pour l'enfant, notamment au niveau du visage. Enfin, dans les cas d'alcoolisme marqué, il faut penser aux conséquences psychologiques pour un enfant qui évolue dans ce contexte.

En pratique, si votre consommation est un peu excessive, réduisez-la en vue de la grossesse et arrêtez dès que votre grossesse est connue. Dans les cas d'alcoolisme sévère, il est nécessaire de consulter et d'arriver à une amélioration avant la grossesse.

### ➤ *Stoppez la consommation de drogues*

Toutes les drogues que vous ingérez passent la barrière placentaire et peuvent retentir sur le développement de l'enfant. Les conséquences sont différentes pour chaque type de drogue.

Pour les drogues dites « douces », telles que le haschich, la marijuana, les études sont contradictoires, mais il semble qu'il existe une fréquence accrue d'enfants de faible poids et d'enfants prématurés.

La cocaïne est responsable de fausses couches, de retards de croissance, d'hématomes rétroplacentaires, d'accouchements prématurés, de malformations.

Les substances hallucinogènes, telles que le LSD, le crack, augmentent le taux de fausses couches et de malformations.

L'héroïne est responsable de beaucoup d'accidents tels qu'enfant de faible poids, prématurité, syndrome de sevrage chez le nouveau-né qui peut s'avérer mortel.

De plus, les utilisatrices de drogues injectables connaissent un risque élevé de contamination par les virus du sida et des hépatites. À l'effet direct des drogues s'ajoutent le contexte socio-économique peu favorable avec souvent une intoxication multiple (tabac, alcool), une marginalisation et une moins bonne prise en charge de la grossesse.

Une idée reçue est que l'arrêt des drogues est facilité par l'annonce de la grossesse. Cela ne se confirme malheureusement pas clairement dans la pratique, puisque le début d'une grossesse peut aussi être vécu comme un facteur de stress et d'un certain nombre de désagréments. La meilleure solution est d'arrêter avant la grossesse. Pour les drogues dures, une substitution peut être mise en place. Quoi qu'il en soit, il est important, si vous êtes dans ce cas, de consulter des centres spécialisés.

## En pratique : comment bien préparer votre grossesse après 35 ans

– Cessez les traitements qui ne sont pas indispensables et adaptez ceux qui doivent être poursuivis.
– Commencez la prise d'acide folique (0,4 mg/j) et poursuivez jusqu'à la fin du 2e mois et demi.
– Arrêtez drogues et tabac, réduisez votre consommation d'alcool, équilibrez votre alimentation.
– Faites les examens nécessaires avant la grossesse : rubéole, toxoplasmose, etc., mais aussi, selon votre âge, une mammographie.
– Soyez à jour pour vos soins dentaires (les problèmes dentaires peuvent s'aggraver lors de la grossesse).
– Arrêtez votre contraception.
– Repérez votre période fertile (voir plus loin page 58).
– Pensez dès maintenant à la surveillance de votre grossesse et à l'endroit où vous souhaiteriez accoucher.
– Vérifiez votre couverture sociale pour la grossesse.

## Les questions le plus souvent posées

**« J'ai déjà trop de kilos. Faut-il que je maigrisse avant ma grossesse ? »**

*Le projet de perdre des kilos peut être louable. Il n'est pas rare qu'avec un retour à un poids optimum, les ovaires fonctionnent mieux et qu'il y ait plus de chances de grossesse. Mais ce raisonnement ne doit pas retarder votre projet de grossesse : après 35 ans il ne faut pas perdre de temps.*

**« Ma grossesse va-t-elle aggraver mon asthme ? Pourrai-je continuer à prendre mes traitements ? »**

*Dans la très large majorité des cas, l'asthme est amélioré par la grossesse. Le traitement de l'asthme est possible en cours de grossesse, adapté au besoin durant cette période, en accord avec votre médecin.*

**« J'ai du diabète. Comment le gérer pendant ma grossesse ? »**

*Il est essentiel que le diabète soit équilibré avant la grossesse, par le régime et par l'insuline si nécessaire. C'est le moyen de prévenir l'augmentation du taux de malformations qui peuvent apparaître dès le début de la grossesse si le diabète n'est pas bien équilibré.*

**« J'ai un peu trop de tension. Est-ce que je peux mener à bien une grossesse sans risquer le drame ? »**

*Si vous êtes hypertendue et avez un projet de grossesse, il est essentiel d'avoir fait le point avec votre médecin sur cette hypertension. Si vous suivez un traitement, il est important de l'adapter à votre projet de grossesse. Il est exact que, statistiquement l'hypertension entraîne des complications de la grossesse, telles qu'un enfant de faible poids et d'autres accidents aigus. Heureu-*

*sement, il s'agit d'accidents survenant dans une minorité de cas, que l'on essaye d'éviter grâce à une bonne surveillance et parfois un traitement.*

**« J'ai eu des crises d'épilepsie et je prends un traitement pour les prévenir. Est-ce compatible avec une grossesse ? »**
*Les crises d'épilepsie généralisées, le « grand mal », représentent un risque pour la grossesse. Il est donc nécessaire d'obtenir un bon équilibre grâce au traitement. Cependant, certains traitements comportent un risque pour l'enfant, notamment l'apparition de certaines malformations. Il est indispensable, avant de mettre en route votre grossesse, de suivre le traitement le plus adapté. S'y ajoute un traitement par l'acide folique, à une dose quotidienne assez forte (5 mg) jusqu'à deux mois et demi de grossesse, destiné à réduire le risque de malformations.*

**« Je prends un traitement pour la thyroïde. Faut-il que je le change ou l'abandonne ? »**
*S'il s'agit d'une hypothyroïdie, il est indispensable de poursuivre votre traitement. Vous devez consulter votre médecin afin que votre traitement soit équilibré en prévision de votre grossesse.*
*S'il s'agit d'une hyperthyroïdie, il est essentiel d'arriver à un bon équilibre avant la grossesse. En effet, l'hyperthyroïdie peut avoir un retentissement sévère sur l'enfant et certains traitements peuvent avoir des effets sur lui.*

**« Je prends habituellement beaucoup de vitamines, compléments alimentaires, remèdes par les plantes. Est-ce contre-indiqué pendant la grossesse ? »**
*De façon générale, sachant que presque tous les produits passent la barrière du placenta, il est raisonnable de ne continuer à prendre que les traitements indispensables pendant votre grossesse.*

*Les cocktails vitaminiques peuvent être pris pendant la grossesse, avec une exception : il faut impérativement éviter un excès de vitamine A, qui peut entraîner des malformations de l'enfant. Cependant, de larges études sur les cocktails de vitamines durant la grossesse n'ont pas démontré d'effets bénéfiques réels si l'alimentation est équilibrée.*

**« J'ai entendu parler d'une prescription de vitamine B avant la grossesse. Qu'en est-il ? »**

*La prescription d'acide folique (vitamine B9) a démontré son intérêt dans la prévention d'une certaine malformation de la colonne vertébrale (spina bifida). Si cette malformation se produit, c'est très tôt dans la grossesse, au cours de la première semaine de retard de règles. Pour réduire ce risque, il est indispensable de commencer le traitement avant la grossesse. Il s'agit là d'une recommandation mondiale de l'OMS et du ministère de la Santé en France. Elle se met en place lentement dans notre pays, où elle est encore mal connue. La dose recommandée est de 0,4 mg par jour jusqu'au 2e mois et demi de grossesse. Dans le cas particulier des femmes traitées pour épilepsie, la prise d'acide folique est également recommandée, mais à raison de 5 mg par jour.*

**« Ai-je droit à un petit verre d'alcool ou pas du tout ? »**

*Il est désormais confirmé que l'alcool a un effet néfaste sur l'enfant, même à des doses modérées. C'est pourquoi la recommandation actuelle est : « pas du tout d'alcool » en cours de grossesse.*

**« Je suis de groupe rhésus négatif et mon conjoint de groupe rhésus positif. Existe-t-il un risque pour mon enfant ? »**

*Il existe un risque théorique que des anticorps (agglutinines) qui se formeraient chez vous entraînent une anémie chez votre enfant. Actuellement, ces accidents sont devenus exceptionnels. D'une part, un tel accident est rarissime au cours d'une première grossesse. D'autre part, dans des circonstances qui facilitent le passage de sang de l'enfant dans la circulation de la mère – en particulier lors d'un accouchement d'un enfant rhésus positif –, une prévention est appliquée. C'est pourquoi les accidents sont devenus très rares. Il faut cependant procéder à une recherche systématique par le contrôle des agglutinines avant la grossesse, dans le cadre de l'examen prénuptial le cas échéant, puis plusieurs fois en cours de grossesse.*

*En cas de maladie rhésus de l'enfant, celle-ci est ainsi dépistée tôt et des traitements sont appliqués pendant la grossesse.*

**« J'ai 40 ans et j'ai peur d'avoir un enfant trisomique... »**

*Il est exact que le risque théorique d'avoir un enfant trisomique augmente avec l'âge. À 40 ans, ce risque est de l'ordre de 1 %. Cependant, il existe maintenant un examen totalement fiable : le caryotype. Il s'agit de l'analyse des chromosomes de l'enfant à naître, après prélèvement par amniocentèse ou prélèvement de villosités choriales (voir p. 88 et 89). Cet examen est systématiquement proposé et pris en charge à partir de 38 ans. La question de fond est celle de votre choix éthique personnel : acceptez-vous l'idée du diagnostic et donc d'une éventuelle interruption médicale de grossesse, tout à fait reconnue par la loi ? Si pour des raisons personnelles vous n'envisagez pas d'interruption médicale de grossesse, vous devez inclure dans votre projet de grossesse l'éventualité d'avoir un enfant trisomique.*

**« J'ai 43 ans et souhaite un enfant. Est-ce que le risque de malformations est très élevé ? »**

*Le risque redouté est celui d'un type particulier d'anomalies chromosomiques : les trisomies et en particulier la trisomie 21. Certaines malformations sont légèrement plus fréquentes (mal-*

*formations cardiaques), d'autres sont moins fréquentes. On peut retenir globalement que les taux de malformations en dehors de la trisomie sont très voisins dans les différentes tranches d'âge (voir figure p. 98)*

CHAPITRE 3

# *Mettez toutes les chances de votre côté pour être enceinte*

Vous êtes maintenant décidée, vous voulez être enceinte. Que faire ?

## Comment arrêter votre contraception

### ➤ *L'arrêt de la pilule*

Si vous prenez la pilule, terminez votre plaquette jusqu'au dernier comprimé et ne la reprenez pas. Parfois les règles suivantes tarderont un peu à venir, ne vous inquiétez pas. Un conseil, marquez désormais toutes les dates et la durée de vos règles sur un carnet, cela sera très utile pour repérer vos cycles.

Le conseil est parfois donné d'attendre quelques mois après l'arrêt de la pilule, en utilisant une contraception locale par exemple.

Plusieurs raisons sont avancées :

– Il faudrait attendre que l'élimination des hormones contenues dans la pilule soit complète. En réalité, ces hormones sont éliminées en quelques jours.
– Comme le retour des ovulations peut être retardé après une prise de pilule, il existera, en cas de grossesse, un flou sur la date de son début ; ceci est exact, mais l'échographie en début de grossesse permet de dater le terme avec une précision suffisante.
– Il existerait un risque de malformations ou de fausses couches plus élevé juste après l'arrêt de la pilule, mais cela n'est pas démontré.

Au total, il n'y a pas d'argument fort imposant ce délai d'attente.

### ➤ *Le stérilet*

Il était habituel de suggérer un délai d'attente après le retrait du stérilet. De même que pour la pilule, il n'y a pas de réel bénéfice à retarder votre projet. N'attendez pas.

## Comment repérer votre période fertile

Connaître votre période de fertilité permet dans beaucoup de cas de réduire le délai de conception.

Voici donc un petit rappel sur l'ovulation et la fécondation. La cellule féminine, l'ovule, a une durée de vie très brève. En revanche, les spermatozoïdes restent présents et actifs pendant au moins deux jours. L'ovulation se produit habituellement 14 jours avant les règles « à venir ». Si bien que la période fertile qui est donc avant l'ovulation se situe, pour des cycles de 28 jours avec ovulation le 14$^{e}$ jour, entre le 11$^{e}$ et le 14$^{e}$ jour à compter du 1$^{er}$ jour des règles qui précèdent, pour un cycle de 26 jours entre le 9$^{e}$ et le 12$^{e}$ jour, pour un cycle de 35 jours entre 18$^{e}$ et 21$^{e}$ jour.

Lorsque les cycles sont irréguliers, ce qui est fréquent après 35 ans, il est plus difficile de prévoir les dates de fertilité. Au besoin, la date d'ovulation peut être repérée soit par la courbe de température (voir ci-dessous), soit par les tests d'ovulation vendus en pharmacie.

La conception résulte d'un mécanisme assez miraculeux. Rappeler sa chronologie est essentiel pour en comprendre le fonctionnement.

### ➤ *L'ovule*

La femme a environ 400 000 cellules reproductrices stockées dans ses ovaires pendant sa vie intra-utérine. À partir de la puberté, chaque mois, un ovule est émis : au total 300 à 500 ovules seulement seront utilisés tout au long de la vie. Les autres disparaissent progressivement jusqu'à la ménopause. À 40 ans, ils sont moins nombreux et leur vieillissement explique en grande partie la diminution de la fertilité.

### ➤ *L'ovulation*

L'ovulation est commandée par l'hypophyse, glande située à la base du cerveau. Deux hormones sont en jeu. La première, FSH, fait mûrir le follicule qui contient l'ovule. La deuxième hormone, LH, entraîne l'ovulation. L'ovule est recueilli par la trompe et vit quelques heures, juste le temps d'une fécondation éventuelle, il disparaît si elle n'a pas lieu.

Après l'ovulation, le follicule sur l'ovaire se transforme en corps jaune et sécrète de la progestérone, cette hormone permet le maintien de la grossesse, et bloque, par la fermeture du col de l'utérus, la venue de nouveaux spermatozoïdes.

La progestérone a aussi la capacité de faire monter la température. C'est pourquoi on repère l'ovulation par la courbe de température.

### ➤ *La courbe de température*

Votre courbe de température permet de préciser la date de votre ovulation et sa qualité. Prenez votre température tous les matins à la même heure avant de vous lever et notez-la sur une feuille à petits carreaux.

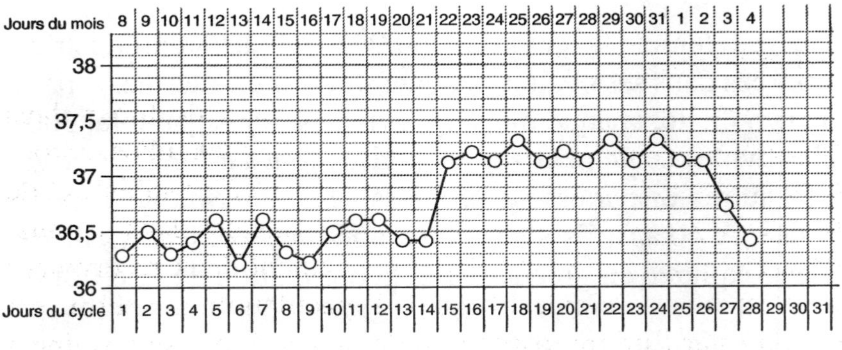


Exemple de courbe de température.
La courbe présente une partie basse du 1er au 14e jour, une montée le 15e jour et une partie haute. L'ovulation a lieu avant le décalage de température au 14e jour. La période fertile se trouve dans les 2-3 jours qui précèdent cette montée de température.

Une courbe normale présente une première partie basse, un décalage franc vers le haut qui correspond à l'ovulation, puis une deuxième partie en plateau durant plus de dix jours.

- Si la température reste basse durant tout le cycle, c'est qu'il n'y a pas d'ovulation.
- Si elle s'élève pour une durée brève, cela témoigne d'une qualité insuffisante de l'ovulation et d'une moindre sécrétion de la progestérone.
- Si après le décalage de température, celle-ci reste haute plus de 18 jours, c'est probablement le signe d'une grossesse.

La période féconde, rappelons-le, est située dans les quelques jours précédant la montée de température.

Des tests d'ovulation vendus en pharmacie permettent de repérer le pic d'hormone LH dans les urines. Celui-ci précède de 24 à 36 heures l'ovulation.

### ➤ *Les spermatozoïdes*

Les testicules comportent des milliers de tubes dans lesquels se fabriquent les spermatozoïdes. Ces tubes débouchent vers un autre tube où les spermatozoïdes subissent de nouvelles transformations. Ils passent ensuite dans le canal déférent qui va à la prostate. Là se situent deux réservoirs : les vésicules séminales. Lors de l'éjaculation, le sperme est conduit par l'urètre, canal issu de la vessie qui se termine à l'extrémité de la verge.

L'hormone mâle est la testostérone. Elle est sécrétée par le testicule. Les deux fonctions du testicule, la production des spermatozoïdes et celle de l'hormone mâle, sont commandées par les hormones hypophysaires (les mêmes que pour la femme) : FSH pour les spermatozoïdes et LH pour la sécrétion de la testostérone.

### ➤ *La fécondation*

Les spermatozoïdes sont émis dans le vagin lors des rapports et se dirigent vers l'utérus grâce à la glaire, liquide transparent sécrété pendant la période d'ovulation. Elle permet en effet leur ascension dans l'utérus. Puis les spermatozoïdes progressent jusque dans la trompe à la rencontre de l'ovocyte. Ils parcourent quelques millimètres par minute. Les premiers spermatozoïdes atteignent ainsi la trompe où se situe l'ovule en quelques dizaines de minutes. Les autres sont vivants, stockés dans la glaire qui constitue un réservoir, puis vont progresser dans l'utérus et la trompe durant plusieurs jours.

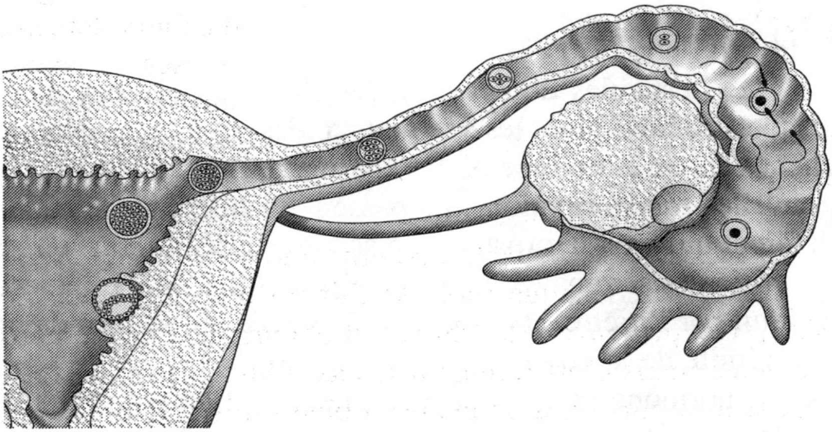

**La fécondation a lieu dans la trompe et l'œuf se divise au cours de la migration de l'embryon qui va s'implanter dans l'utérus au bout de 5-6 jours.**

Les spermatozoïdes entourent l'ovocyte et un seul d'entre eux pénètre habituellement à l'intérieur. Les chromosomes contenus dans les cellules paternelle et maternelle s'associent alors. Ainsi se forme l'embryon. Un nouvel être est créé.

L'embryon progresse en 3 ou 4 jours à travers la trompe grâce à des petits cils jusque dans l'utérus. Durant cette période, il se divise en 2, 4, 8 cellules, etc. Après 2 ou 3 jours de flottements dans l'utérus, il se niche dans la muqueuse qui recouvre l'intérieur de l'utérus, il a déjà 5 à 6 jours.

Ce mécanisme complexe de la fécondation indique que chaque étape est importante pour l'obtention de la grossesse. Les échecs peuvent donc venir d'un trouble de l'ovulation, de la qualité du sperme, de l'absence de fécondation, de l'arrêt de la progression de l'œuf dans une trompe – c'est la grossesse extra-utérine –, de l'absence d'implantation dans l'utérus, ou d'une implantation défectueuse qui donnera lieu à une fausse couche très précoce avant ou lors des règles pour laquelle on n'a donc pas d'information habituellement.

On sait qu'un certain nombre de grossesses commencent et s'interrompent dans les semaines suivantes, principalement du fait d'anomalies de l'œuf. Ce sont des fausses couches précoces le plus souvent inévitables et de fréquence accrue avec l'âge maternel.

On peut voir la fertilité comme une sorte de loterie ou de jeu de dés. Chaque mois se fait un nouveau lancé de dés... On peut avoir la chance d'obtenir le bon numéro d'emblée, mais c'est rarement le cas. Plus on joue de fois, c'est-à-dire plus on a de cycles « bien utilisés », plus on a de chances d'obtenir une grossesse. Les chances d'avoir un enfant chaque mois diminuent avec l'avancée de l'âge. Elles sont estimées à 20 % par mois à 25 ans, 12 % à 35 ans, 6 % à 40 ans et proches de zéro à 45 ans.

**➤ *Le rythme des rapports sexuels***

Il semblerait qu'un rythme quotidien ne soit pas nécessaire. Un rapport toutes les 48 heures serait au moins aussi efficace, l'important est d'avoir des rapports au bon moment,

## Peut-on choisir le sexe de l'enfant ?

Le sexe de l'enfant à venir est déterminé par le spermatozoïde du père au moment de la fécondation. En effet, les ovules comportent uniquement des chromosomes sexuels X et les spermatozoïdes ont des chromosomes X ou Y. Le hasard de la rencontre donne un garçon XY ou une fille XX. Il naît à peu près autant de filles que de garçons.

La question est très ancienne. Les réponses ont été historiquement très variables… et parfois farfelues. On a entendu par exemple que les hommes donneraient des filles par un testicule et des garçons par l'autre. La même théorie a été faite pour les ovaires. Certains disaient que la position lors des rapports sexuels était déterminante…

Récemment, deux théories ont été à la mode.

La première prétendait que la date des rapports sexuels par rapport à la date de l'ovulation serait un élément déterminant. En effet, on a constaté que les spermatozoïdes porteurs du chromosome sexuel Y avaient une migration plus rapide que les spermatozoïdes X. De là a été élaborée une théorie expliquant qu'il y a plus de chances d'avoir un garçon après des rapports proches de la date d'ovulation et inversement une fille après des rapports deux ou trois jours avant l'ovulation…

La deuxième théorie supposait que le régime alimentaire de la femme pouvait influencer le sexe de l'enfant. En effet, il a été constaté chez certains animaux que le milieu nutritif dans lequel baignent spermatozoïdes et ovules pouvait jouer un rôle pour la détermination du sexe (le sodium et le potassium favoriseraient les spermatozoïdes Y, le calcium et le magnésium favoriseraient les spermatozoïdes X). De là, est venue l'idée d'un régime alimentaire adapté selon le sexe souhaité et qui doit être strictement suivi sans écart pendant au moins trois mois.

Au total, il n'existe aucune preuve scientifique de l'efficacité de ces méthodes. On ne peut donc pas choisir le sexe de l'enfant.

## Quand faut-il consulter si votre grossesse ne vient pas ?

On conseille habituellement aux femmes de consulter au bout d'un an si elles ne sont pas enceintes. Il vaut mieux tenir compte de l'âge et consulter après un délai de six mois à partir de 35 ans et de trois mois, voire moins après 40 ans (voir chapitre 8, p. 221).

## Les questions le plus souvent posées

**« Faut-il attendre quelques mois après l'arrêt de la pilule ? »**
*Il n'y a pas de bénéfice démontré à attendre quelques mois après l'arrêt de pilule, comme cela est parfois proposé. De plus, avec l'âge qui avance, une attente de quelques mois risque de vous faire perdre des chances d'obtenir une grossesse.*

**« Quels sont les jours de fertilité maximale ? »**
*Les rapports doivent avoir lieu dans les deux ou trois jours qui précèdent l'ovulation car l'ovule ne vit que quelques heures. Après celle ci la sécrétion de progestérone rend la glaire imperméable ce qui empêche l'ascension des spermatozoïdes.*

DEUXIÈME PARTIE

# Bien vivre votre grossesse

CHAPITRE 4

# *Les trois premiers mois*

## Vous êtes enceinte

Le plus souvent, vous découvrez que vous êtes enceinte grâce à un test urinaire fait à la maison. Il faut savoir que ces tests ne sont pas fiables à 100 %. Un test sanguin doit être pratiqué dans un laboratoire d'analyse en cas de doute. Il est plus fiable qu'un test urinaire et remboursé. L'échographie ne visualise bien la grossesse que 6 ou 7 semaines après le début de vos dernières règles.

### ➤ *Votre rendez-vous chez le médecin*

Cette consultation du 1^er^ trimestre, habituellement entre un mois et demi et deux mois de grossesse, est l'occasion de préciser avec votre médecin les circonstances de cette grossesse. Est-elle souhaitée ? Si elle ne l'est pas, est-elle acceptée ? Les conditions sont-elles difficiles pour cette grossesse ?

## Quels sont les buts de la consultation du premier trimestre ?

– Confirmer la grossesse en cas de doute.
– Pratiquer l'examen médical et s'assurer du bon déroulement de la grossesse.
– Faire pratiquer les examens sanguins et l'échographie à la 12e semaine.
– Prévoir le dépistage de la trisomie 21 et des autres malformations.
– Rechercher d'éventuelles complications.
– Planifier la suite de la grossesse et l'accouchement.
– Recevoir des conseils sur le mode de vie à adopter.
– Effectuer certaines formalités administratives.
– Obtenir des réponses à vos questions et à celles de votre conjoint

L'existence de risques particuliers est repérée en grande partie par vos réponses à l'interrogatoire de votre médecin.

Certaines questions de votre médecin sont ciblées sur les pathologies plus courantes avec l'âge.

– Avez-vous des antécédents de diabète personnels ou familiaux ?
– Avez-vous une hypertension connue ?
– Avez-vous un ou des fibromes connus ?
– Comment se sont passées vos éventuelles grossesses antérieures ? Avez-vous déjà eu une grossesse extra-utérine ?
– Avez-vous déjà eu une ou des fausses couches précoces et surtout des fausses couches tardives ? Ces dernières peuvent récidiver. Par conséquent, la connais-

sance d'un tel antécédent demande de prendre des précautions.

- Avez-vous déjà eu un accouchement prématuré ? Quel était le poids du ou des enfants ?
- Comment se sont passés vos éventuels accouchements antérieurs ?
- Avez-vous eu une césarienne ?
- Souffrez-vous de maladies particulières ?
- Suivez-vous des traitements ?
- Comment se passe ce début de grossesse ?
- Avez-vous eu des pertes de sang, des douleurs ?

L'examen comporte la mesure du poids, de la tension artérielle, l'auscultation du cœur et un examen des seins.

L'examen gynécologique permet d'évaluer le volume de l'utérus, la bonne évolution de la grossesse. C'est aussi l'occasion de faire un frottis s'il n'avait pas été fait depuis longtemps. Le frottis est un moyen de dépistage du cancer du col de l'utérus.

Votre utérus grossit peu à peu. À 2 mois de grossesse, votre utérus a la taille d'une orange et à 3 mois, celle d'un pamplemousse. Il est encore caché derrière le pubis et commence à être perçu à la fin du premier trimestre. Très souvent, surtout à partir de la deuxième grossesse, un ballonnement dès les premières semaines peut donner l'illusion que le terme est plus avancé.

À la fin du 1er trimestre, les battements cardiaques de votre bébé peuvent être entendus grâce à un stéthoscope à ultrasons.

### ➤ *Les examens nécessaires à la déclaration de grossesse*

Les examens sanguins et urinaires du début de grossesse sont prévus par la loi. Certains sont obligatoires et d'autres doivent être proposés systématiquement lors de la première consultation.

| **Les examens obligatoires** | **Les examens proposés systématiquement** |
|---|---|
| Dépistage de la rubéole et de la toxoplasmose, systématique en l'absence de résultats écrits faisant considérer l'immunité comme acquise. | Dépistage du virus du sida (VIH). |
| Dépistage de la syphilis. | Échographie obstétricale entre la 11ᵉ et la 13ᵉ semaine d'aménorrhée (depuis les dernières règles). |
| Détermination des groupes sanguins (ABO, rhésus) si vous ne possédez pas de carte de groupe sanguin complète. | Information et proposition de dépistage de la trisomie 21. Habituellement :<br>– test sanguin si vous êtes âgée de moins de 38 ans,<br>– amniocentèse et caryotype fœtal à partir de 38 ans. |
| Recherche d'agglutinines irrégulières ou RAI. | |
| Recherche de sucre et d'albumine dans les urines. | |

### *La rubéole, la toxoplasmose, la syphilis*

Nous avons déjà évoqué la nécessité de pratiquer certains de ces examens, lors de la visite qui précède le plus souvent la grossesse, le dépistage de la rubéole et de la toxoplasmose. Si cela n'a pas été fait ou si votre résultat est négatif, ils seront pratiqués au cours du premier trimestre. Le dépistage de la toxoplasmose sera poursuivi tous les mois si le résultat est négatif. Le dépistage de la syphilis est obligatoire.

### *Le groupe sanguin et les agglutinines irrégulières*

Il faut chercher au début de la grossesse le groupe sanguin s'il n'est pas connu et les agglutinines irrégulières chez toute femme enceinte. La connaissance du groupe est par ailleurs nécessaire dans le cas assez rare où une hémorragie importante demanderait une transfusion sanguine à la mère, par exemple lors de l'accouchement.

Le groupe sanguin comporte deux parties : d'une part les lettres A, B, AB, ou O, d'autre part le facteur rhésus positif ou rhésus négatif.

### *Si vous êtes rhésus négatif*

Si vous êtes rhésus négatif (15 % de femmes en France) et portez un enfant rhésus positif, il peut se produire une immunisation fœto-maternelle. Il arrive que des globules rouges de l'enfant entrent dans la circulation de la mère au niveau du placenta. Cela peut entraîner une défense chez la mère qui produit alors des agglutinines irrégulières anti-rhésus. C'est le plus souvent à l'occasion d'une grossesse ultérieure que ces agglutinines traversent le placenta et détruisent les globules rouges du fœtus, entraînant une anémie, qui peut provoquer le décès de l'enfant en cours de la grossesse. Cette maladie se produit donc rarement lors d'une première grossesse, le plus souvent lors des grossesses suivantes.

Il existe un moyen de prévenir ces accidents. L'injection de gammaglobuline antirhésus chez la mère provoque la destruction des globules rouges rhésus positif de l'enfant passés dans la circulation maternelle. Le mécanisme immunitaire nuisible à l'enfant n'a alors pas lieu. Cette mesure est prise dès que les circonstances favorisent le passage de globules rouges de l'enfant à la mère rhésus négatif. Ce sont : une amniocentèse, un cerclage, une version de l'enfant de la position de siège à la position tête en bas et lors de la naissance d'un enfant rhésus positif.

D'autres incompatibilités fœto-maternelles existent car d'autres groupes que le groupe rhésus peuvent être à l'origine d'immunisations.

C'est pour ces raisons que l'on cherche systématiquement chez toutes les femmes enceintes, qu'elles soient rhésus positif ou négatif, des agglutinines en début de grossesse.

On dispose maintenant de traitements très spécialisés, s'il apparaît une incompatibilité avec anémie chez le fœtus. Des transfusions de sang sont effectuées pendant la grossesse par le cordon, évitant ainsi l'anémie du fœtus et les accidents de fin de grossesse.

### *Recherche de sucre et d'albumine dans les urines*

La recherche de sucre dans les urines se fait en début de grossesse, puis une fois par mois tout au long de la grossesse, pour dépister un diabète.

La recherche d'albumine dans les urines, pratiquée également une fois par mois, a pour but de dépister la prééclampsie (voir p. 157 et 254).

### *Le dépistage du diabète dans le sang*

Nous avons vu qu'il existe un risque plus élevé de diabète après 40 ans, ou au-dessous de cet âge si vous appartenez à un groupe à risque. L'examen se fait habituellement au cours du 6e mois de grossesse. Cependant lorsque les circonstances font penser que le risque de diabète est plus important par exemple en cas de diabète présent chez des parents proches, une recherche dans le sang peut avoir lieu dès le début de la grossesse.

### *Le dépistage du virus du sida*

Il est essentiel de savoir si une femme enceinte est porteuse du virus du sida, c'est pourquoi on recommande de faire le test avant le début de grossesse comme on l'a vu dans le chapitre 2. En pratique, le dépistage n'est pas obligatoire mais systématiquement proposé. En France, près de 90 % des femmes font ce test. Pour un peu moins de la moitié des femmes porteuses du virus, c'est ce test de début de grossesse qui leur révèle leur séropositivité.

Le médecin a le rôle d'informer et d'évaluer les risques pour la mère et pour son enfant. Il faut alors prendre les dispositions de traitement et envisager éventuellement une naissance par césarienne, afin de réduire le risque de contamination de l'enfant. On sait que si le virus est transmis, il entraîne habituellement chez le nouveau-né une maladie sévère.

## ➤ *Connaître l'âge de la grossesse*

La grossesse commence le jour de la fécondation, qui a lieu le plus souvent 14 jours après la date de début des dernières règles, si vous avez des cycles de 28 jours. Cependant, dans un quart des cas, cette date est imprécise surtout si vos règles sont irrégulières ou si vous venez d'arrêter la pilule. Vous pouvez également vous référer à votre courbe de température, si vous en avez fait une (voir p. 60).

| Semaines d'aménorrhée (SA) | Mois de grossesse | Issue de la grossesse |
|---|---|---|
| 2 | fécondation | |
| 6 | fin 1er mois | |
| 10 | fin 2e mois | **Fausse couche** 5-24 SA |
| 15 | fin 3e mois | |
| 20 | fin 4e mois | |
| 24 | fin 5e mois | |
| 28 | fin 6e mois | |
| 32 | fin 7e mois | **Prématurité** 25-36 SA |
| 37 | fin 8e mois | |
| 41 | fin 9e mois | **Accouchement à terme** 37-41 SA |
| | | **Dépassement du terme** + de 41 SA |

Calendrier de la grossesse.
Les semaines d'aménorrhée sont comptées à partir du 1er jour des dernières règles, les mois de grossesse à partir de la fécondation.

Sinon, c'est l'échographie des 12 semaines qui donne le terme de la grossesse à plus ou moins 4 jours. S'il existe d'emblée un doute sur la date de début de grossesse, il est préférable d'attendre cette première échographie pour déclarer votre grossesse, de façon à avoir une date la plus exacte possible.

### ➤ *Quand allez-vous accoucher ?*

En France, on prévoit systématiquement une date d'accouchement 9 mois après la date présumée de début de grossesse. Par exemple, si la date de vos dernières règles est le 10 janvier, le début de grossesse pour les cycles réguliers de 28 jours est compté au 24 janvier, par conséquent la date de votre accouchement est fixée au 24 octobre. Cette date a son importance puisque c'est à partir de celle-ci que sont calculés vos congés maternité.

Dans la plupart des pays étrangers, la date d'accouchement n'est pas fixée à 9 mois du début de grossesse mais une semaine plus tôt, compte tenu des statistiques qui convergent sur ce point.

**Une grossesse en mois ou en semaines d'aménorrhée ?**

Lorsqu'on parle d'âge de la grossesse en semaines, il s'agit en fait de semaines d'aménorrhée (SA), c'est-à-dire le nombre de semaines passées depuis la date du début des dernières règles. Lorsqu'on parle d'âge de la grossesse en mois, on compte à partir du jour de la fécondation.

## Le développement de votre bébé

### ➤ *À 3 mois, tout est en place*

Au cours du 1er trimestre, vous avez peu de sensations directes du développement de votre grossesse. Pourtant, beaucoup d'événements se passent en vous. L'embryon grandit vite. L'essentiel de ses organes est en place à la fin du 2e mois. D'embryon, il devient alors fœtus.

À 6 semaines d'aménorrhée, c'est-à-dire à 1 mois de grossesse, l'embryon mesure 5 mm et son cœur fonctionne déjà. Il possède une ébauche de tous ses organes, y compris de son système nerveux.

À 10 semaines d'aménorrhée, soit 2 mois, l'embryon atteint la taille de 30 mm. Son visage commence à se former avec de gros yeux, le nez, les lèvres. Les membres et l'intestin se développent.

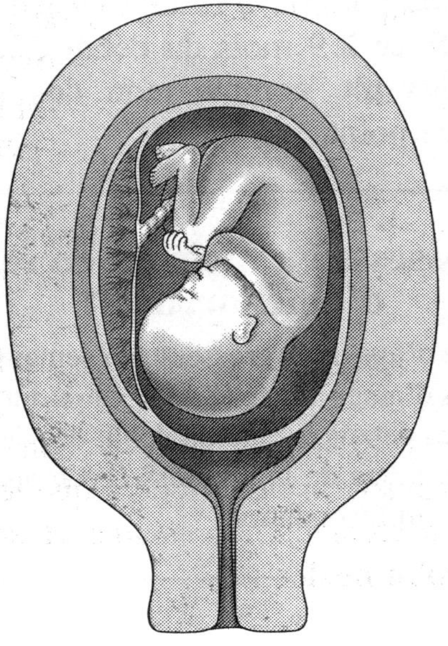

Embryon de 10 semaines (2 mois).
L'embryon est déjà bien formé et relié par le cordon au placenta.

À 15 semaines d'aménorrhée, soit 3 mois de grossesse, le fœtus mesure 10 cm de long. Au cours de ce mois, les organes sexuels se différencient. Les traits du visage se précisent, les membres s'allongent, le foie évolue et les reins sont en place. Les muscles et articulations permettent au fœtus de bouger de façon saccadée. Vous ne le sentez pas encore, mais vous le constaterez lors de l'échographie du premier trimestre, à 12 semaines d'aménorrhée.

### ➤ *Le liquide amniotique et le placenta*

Le bébé flotte dans le liquide amniotique qui se renouvelle en permanence.

Autour, le placenta est la zone d'échange entre le sang de l'enfant et le sang de la mère. Le bébé y est relié par le cordon ombilical. Le placenta apporte l'oxygène et évacue le gaz carbonique. Il a un rôle nutritif en apportant au bébé les éléments nécessaires à son développement et lui permet aussi d'éliminer certaines substances.

En début de grossesse, le placenta est diffus et donc assez souvent situé bas, il remontre ensuite progressivement pour s'installer le plus souvent dans le fond de l'utérus.

La plupart des médicaments que prend la mère passent la barrière du placenta et atteignent le bébé. Certains d'entre eux peuvent avoir des effets négatifs sur son développement. C'est pourquoi vous ne devez prendre que les médicaments qui vous sont strictement nécessaires et seulement après avoir consulté votre médecin.

## Les petits maux

En ce début de grossesse, vous percevez des signes indirects de votre maternité. Avec le retard des règles apparaissent une tension des seins et de nombreux signes très variables d'une femme à une autre. Ce sont des nausées, un besoin d'uriner plus fréquent, un dégoût de certains aliments, une somnolence...

### ➤ *Les nausées et vomissements*

Les nausées et vomissements rendent souvent pénible ce début de grossesse. Ils semblent liés à la sécrétion abondante de l'hormone HCG durant cette période. Ils se manifestent habituellement très tôt et disparaissent le plus souvent à fin du 3e mois. Ils réapparaissent parfois en fin de grossesse.

Prendre des petits repas fractionnés peut vous aider. Si nécessaire, des médicaments prescrits par votre médecin peuvent atténuer ces désagréments. Mais le temps qui passe reste le meilleur remède. Le point positif de cet état nauséeux est qu'il signe habituellement une grossesse qui évolue bien.

### ➤ *La fatigue*

Une fatigue se fait souvent sentir lors du 1er trimestre. Elle est habituellement plus marquée après 35 ans. Cette fatigue est souvent associée à une somnolence. Des insomnies de la seconde moitié de la nuit participent quelquefois à votre fatigue.

Essayez de modifier votre rythme de vie en conséquence, en vous couchant plus tôt et en faisant, quand cela vous est possible, une sieste en milieu de journée...

### ➤ *Les maux de tête*

Vous souffrez parfois de maux de tête, qui rendent votre grossesse très pénible. Ils surviennent généralement alors qu'une tendance aux maux de tête préexistait. On arrive à les soulager par certains médicaments antidouleur.

### ➤ *Les douleurs des seins*

La tension des seins est liée à une forte sécrétion d'œstrogènes en début de grossesse. Ils sont tendus, augmentés de volume, lourds et hypersensibles, voire douloureux. Ces signes pénibles s'estompent généralement à la fin du 1^er^ trimestre. Le volume des seins reste alors stable.

### ➤ *Les sécrétions vaginales*

Il se produit de façon normale une augmentation des sécrétions vaginales pendant toute la grossesse. Celles-ci dépendent en effet directement des hormones œstrogènes, très fortement augmentées durant la grossesse. Ces sécrétions peuvent être déplaisantes, mais il n'existe pas de moyen pour les faire disparaître et, si elles sont isolées, c'est-à-dire sans autre signe, elles ne doivent pas vous inquiéter.

En revanche, lorsque des signes tels que démangeaisons, irritations, mauvaise odeur s'y associent, il peut s'agir d'une infection. Un prélèvement vaginal peut être nécessaire pour en rechercher la cause.

La plus courante est une mycose à *Candida albicans*, source de démangeaisons. Fréquente en cours de grossesse, cette infection est sans gravité. Le traitement est local. Malheureusement ces mycoses ont tendance à récidiver en cours de grossesse.

### ➤ *La constipation*

La constipation fait partie des désagréments classiques et sans gravité de la grossesse.

Afin d'améliorer votre transit intestinal, privilégiez les aliments riches en fibres comme les légumes verts, et buvez beaucoup d'eau. Si cette constipation devient un réel problème, votre médecin vous prescrira des médicaments spécialement adaptés.

### ➤ *Les douleurs dans le bas du ventre*

Vous ressentez parfois dès le début de votre grossesse des douleurs, en particulier en arrière du pubis. Ces douleurs s'accentuent à la marche et le soir et s'accompagnent souvent d'une sensation de pesanteur basse. Vous décrivez classiquement la sensation que votre enfant « descend ». En réalité, c'est une sensibilité particulière des muscles et ligaments du bassin qui donne cette impression.

Parlez-en à votre médecin ou à la sage-femme qui vous suit.

### ➤ *Les sensations de vertige et les malaises*

Les malaises font partie du tableau classique de la grossesse. Ils sont même régulièrement utilisés dans le cinéma américain comme clin d'œil annonçant que l'héroïne est enceinte.

Ils s'expliquent simplement par une mauvaise régulation de la circulation dans la partie supérieure du corps. Le sang parvient mal jusqu'au cerveau, ce qui provoque une sensation de « tête qui tourne », ou de « voile noir ». Dans les cas extrêmes, vous risquez de perdre connaissance et de tomber.

Il n'existe pas de réel moyen médicamenteux permettant d'éviter ce désagrément. Cependant, vous pouvez au moins anticiper le malaise : évitez par exemple de vous lever trop rapidement, évitez les endroits surchauffés…

Si vous sentez arriver un malaise, asseyez-vous ou allongez-vous. Une manœuvre plus particulière peut être efficace : bloquez votre respiration fortement comme avant de tousser. L'augmentation de la pression dans votre abdomen et votre thorax permet une meilleure irrigation de votre cerveau et le malaise passe.

Dans certains cas, il peut s'agir de malaises hypoglycémiques. Ils apparaissent en fin de matinée avec des nausées, une transpiration. Le traitement est alors préventif : vous devez fractionner votre alimentation en plusieurs petits repas. Prévoyez par exemple une collation vers 10 heures, ou vers 17 heures si vous avez tendance à vous sentir mal à ces moments-là.

### ➤ *La salivation excessive*

Vous pouvez être gênée par un excès de salive dès le début de votre grossesse. Des médicaments existent pour réduire ce trouble.

### ➤ *La myopie*

Si vous souffrez déjà d'une myopie, elle peut s'aggraver en cours de grossesse. Il est donc préférable de consulter votre ophtalmologiste. Signalez également votre myopie à l'équipe qui suit votre grossesse. Il sera préférable dans certains cas de limiter les efforts d'expulsion lors de l'accouchement.

### ➤ *L'humeur changeante*

Vous vous sentez souvent irritable, anxieuse, émotive, avec de grandes variations d'humeur d'un moment à un autre. Ceci est très courant et souvent pénible pour vous. De nombreuses femmes enceintes disent : « Je dois être très pénible pour mon entourage. » Votre attitude est généreuse, mais c'est vous qui souffrez le plus. Tous ces petits maux s'atténuent le plus souvent à la fin du 1er trimestre.

Sur le plan psychologique, le 1er trimestre de votre grossesse est une période de doute. Vous avez du mal à réaliser que vous êtes vraiment enceinte en l'absence de signe direct et c'est seulement l'échographie ou l'écoute des bruits du cœur qui vous feront prendre conscience de la présence d'un enfant en vous.

Jusqu'à 2 mois et demi, ces doutes correspondent, il est vrai, à une période délicate de la grossesse, puisque c'est la période des possibles fausses couches précoces.

La survenue d'une fausse couche est par sa fréquence l'une des caractéristiques des grossesses tardives. En revanche, dès lors que les bruits du cœur ou l'échographie montrent une bonne vitalité de l'enfant à 2 mois et demi, c'est-à-dire à 12 semaines d'aménorrhée, cette phase est franchie avec succès.

La plupart des grossesses se passent simplement, beaucoup de femmes ressentent un bien-être particulier, voire extraordinaire à être enceintes. Les troubles varient, y compris d'une grossesse à l'autre chez une même femme. Ne vous laissez en tout cas pas impressionner par ces quelques chamboulements dans votre corps et dans votre état physique, ils sont sans gravité pour votre enfant et finiront par passer.

N'hésitez pas à demander conseil à votre médecin ou à votre sage-femme si trop de petits maux vous empoisonnent la vie. Une aide peut vous être apportée, parfois médicamenteuse, mais le seul fait de savoir qu'il s'agit de petits maux sans gravité aide en général à passer ce cap.

## La première échographie

Cette échographie est un moment fort du 1er trimestre pour vous et votre conjoint, qui vous fait prendre conscience de ce nouvel être déjà bien constitué.

L'échographie repose sur le principe du radar qui détecte les sous-marins. Des ultrasons, non perçus par l'oreille humaine, sont envoyés sur un obstacle qui les réfléchit : d'où le nom d'écho. Le signal obtenu est transformé en images.

Les images obtenues aujourd'hui sont de plus en plus précises, mais il faut savoir qu'elles ne permettent pas de tout voir. L'échographie permet à l'heure actuelle de dépister environ 60 % des anomalies et 80 % des anomalies importantes.

### ➤ *Elle se fait à la 12e semaine*

L'échographie du 1er trimestre doit être pratiquée avec précision entre 11 et 13 semaines d'aménorrhée, de préférence à 12 semaines. Une échographie faite trop tôt ou trop tard risque de fournir moins d'informations.

Dans certains cas, une échographie peut être demandée plus tôt par votre médecin. C'est le cas lorsqu'apparaissent des saignements, des douleurs. L'échographie évalue alors la bonne évolution de la grossesse et recherche une éventuelle grossesse extra-utérine.

### ➤ *Votre bébé en images*

Vous réalisez vraiment que votre enfant est là. Vous avez à ce terme une vue globale de votre bébé de la tête aux pieds. Lors des échographies ultérieures, les coupes pratiquées donneront des images moins parlantes. Profitez bien de cette échographie et des premiers clichés de votre bébé !

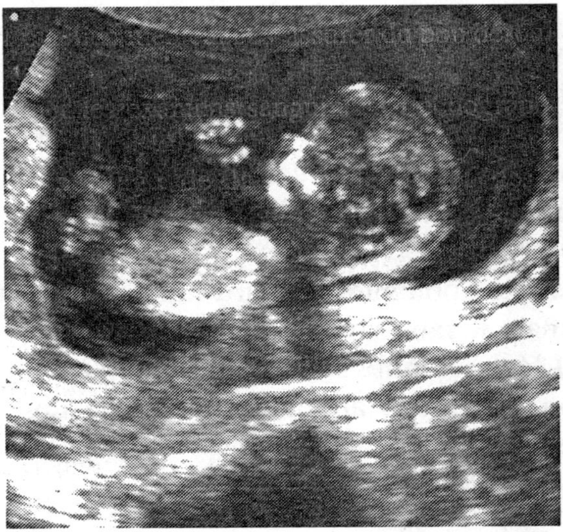

Échographie de 12 semaines.
On distingue sa main devant son visage.

Cette échographie permet de s'assurer de la vitalité de la grossesse grâce aux battements cardiaques et aux mouvements de l'enfant.

Elle compte le nombre d'embryons présents. La fréquence des grossesses multiples augmente nettement avec l'âge.

C'est aussi à ce moment-là qu'est précisé le terme de la grossesse. Dans 25 % des cas la date de début de grossesse est floue. C'est un peu plus fréquent avec l'avancée en âge, du fait de l'irrégularité des règles. La précision du terme échographique est de plus ou moins 4 jours.

La mesure de l'épaisseur de la nuque du bébé est un premier élément de dépistage de la trisomie 21. L'échographiste peut également dépister dès cette première échographie certaines malformations importantes.

Certains praticiens font des échographies en « 3D », c'est-à-dire en trois dimensions. À ce jour, cette méthode ne s'est pas montrée plus performante pour le dépistage des malformations que l'échographie « standard ».

## Le dépistage de la trisomie 21

On connaît la forte augmentation du risque théorique de survenue d'une trisomie 21 lorsque l'âge maternel s'élève. Ce risque que l'enfant soit trisomique à la naissance est de 1/900 à 30 ans, 1/380 à 35 ans, 1/110 à 40 ans, 1/28 à 45 ans et 1/7 à 50 ans. (Tableau p. 266).

Mais il s'agit bien là d'un risque théorique puisque avec l'avancée en âge, les méthodes de diagnostic proposées sont plus fiables et le risque *réel* de naissance d'un enfant trisomique devient faible et le plus souvent nul.

Il existe une exception : les grossesses obtenues avec don d'ovocytes, pour lesquelles le risque correspond à l'âge de la donneuse.

### ➤ *Votre souhait d'un dépistage prénatal*

Lors de la consultation du 1$^{er}$ trimestre, le couple doit décider s'il souhaite un dépistage. Si, pour des raisons personnelles, vous ne souhaitez en aucun cas d'interruption médicale de grossesse pour une anomalie telle que la trisomie 21, il n'est pas cohérent d'avoir recours à un diagnostic prénatal. C'est pourquoi le diagnostic prénatal ne peut vous être que proposé et jamais imposé. On entend dire parfois que « l'amniocentèse est obligatoire ». Ce n'est pas exact puisque c'est le couple qui prend la décision d'un diagnostic et d'une éventuelle interruption médicale de grossesse.

Différents moyens sont utilisés pour dépister la trisomie 21.

### ➤ *Le dépistage direct par l'amniocentèse ou le prélèvement de villosités choriales*

*L'amniocentèse*

L'amniocentèse ou ponction amniotique est un prélèvement de liquide amniotique réalisé à l'aide d'une aiguille fine à travers la paroi abdominale et sous contrôle échographique. Cet examen n'est pas plus douloureux qu'une piqûre intramusculaire. Les cellules fœtales qui baignent dans ce liquide sont mises en culture, puis analysées. La culture demande 2 ou 3 semaines.

Le diagnostic est alors certain puisque le compte des chromosomes (caryotype) se fait sur un nombre important de cellules. Le sexe de l'enfant est connu en même temps si le couple le souhaite.

L'amniocentèse se pratique entre 13 et 17 semaines d'aménorrhée selon les équipes. Elle peut être pratiquée tout au long de la grossesse devant l'apparition de signes d'appel à une anomalie chromosomique. Au total, 85 000 amniocentèses sont réalisées chaque année en France.

Il faut savoir que la pratique d'une amniocentèse entraîne des risques : le risque de fausse couche après un tel geste se situe entre 1/100 et 1/200 selon les études.

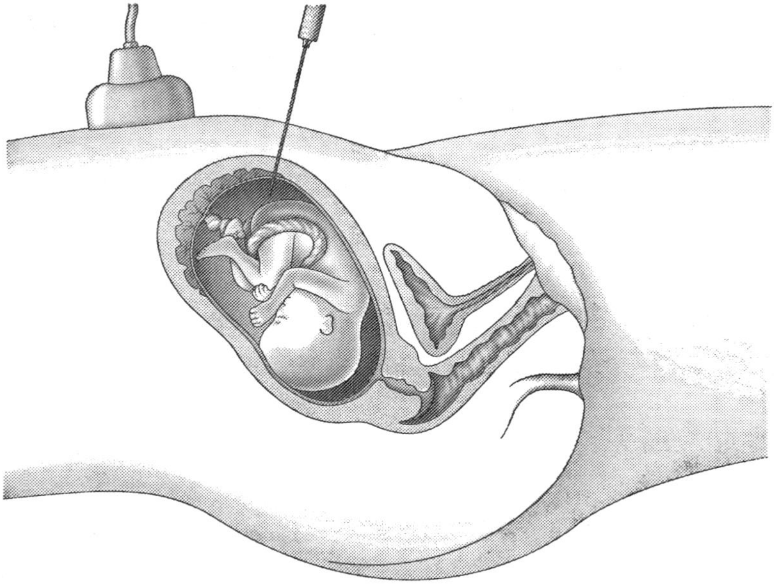

Amniocentèse (ou ponction amniotique).
C'est le prélèvement de liquide amniotique dans lequel baignent des cellules de fœtus qui seront analysées. Cet examen se fait sous échographie.

Puisque l'amniocentèse peut être l'occasion d'une immunisation rhésus, une prévention est nécessaire chez les femmes rhésus négatif.

L'attente des résultats de l'amniocentèse est vécue comme une source d'anxiété bien compréhensible. Heureusement, dans la presque totalité des cas, le résultat est rassurant.

*Le prélèvement de villosités choriales*

Le prélèvement de villosités choriales est un micro-prélèvement de placenta réalisé le plus souvent par voie abdominale sous contrôle échographique. Il peut aussi être fait par voie vaginale par le col de l'utérus. Ce prélèvement est pratiqué à 11 ou 12 semaines d'aménorrhée ; 3 500 prélèvements de la sorte sont pratiqués chaque année en France.

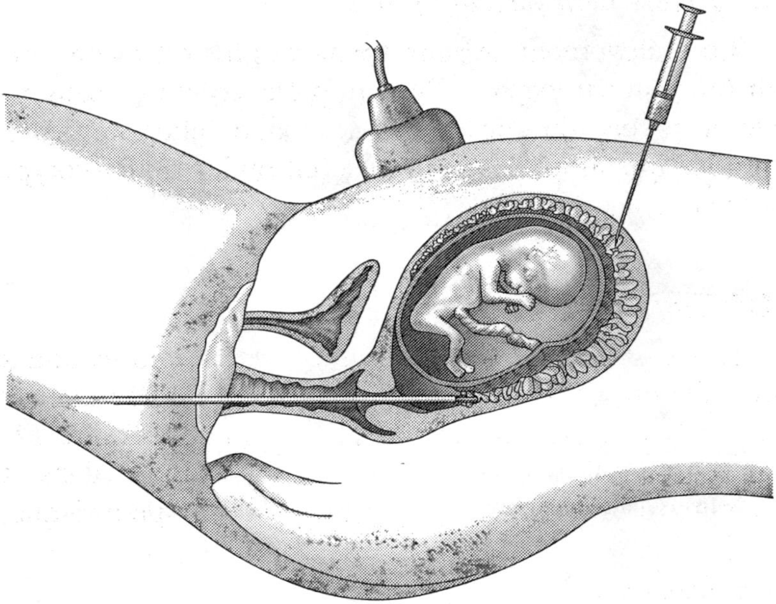

Prélèvement de villosités choriales.
Microprélèvement de placenta réalisé le plus souvent par voie abdominale, parfois par voie vaginale, sous contrôle échographique.

Le caryotype peut être obtenu soit par une technique directe, permise par le grand nombre de cellules en cours de division présentes dans le prélèvement – le résultat est alors donné en 2 ou 3 jours –, soit après culture comme dans l'amniocentèse. Une prévention rhésus est faite chez les femmes rhésus négatif.

Il existe un risque de fausse couche identique ou légèrement supérieur selon les études à celui de l'amniocentèse.

Le choix entre amniocentèse et prélèvement de villosités choriales dépend surtout de l'expérience des équipes.

### ➤ *Le prélèvement de sang fœtal*

Le prélèvement de sang fœtal est plus rarement utilisé pour faire un caryotype. C'est un prélèvement de sang pratiqué au niveau du cordon sous guidage échographique. Il est utilisé lorsqu'on désire un résultat rapide du caryotype à un terme avancé.

### ➤ *Dépistage en deux temps*

Il est proposé dans un premier temps une évaluation statistique du risque grâce à l'échographie à 12 semaines et à la prise de sang pour les marqueurs sanguins entre 14 et 18 semaines. Puis l'amniocentèse sera faite dans un deuxième temps si vous appartenez à un groupe à risque.

#### *L'échographie*

L'échographie est pratiquée en début de grossesse entre 11 et 13 semaines d'aménorrhée. Elle permet d'obtenir une première évaluation du risque de la trisomie 21 : l'épaisseur de la nuque du bébé. Lorsque l'épaisseur de la nuque atteint une certaine valeur, variable selon le terme, la grossesse appartient à un groupe à risque ; 62 % des trisomies 21 sont dépistées grâce à ce test.

*Les marqueurs sanguins de la trisomie 21*

On a remarqué que la concentration de certaines substances dans le sang de la mère était légèrement différente lorsque l'enfant est atteint de la trisomie 21. C'est cette particularité qui est utilisée pour évaluer le risque de trisomie 21.

En France, on dose deux substances qui sont l'hormone hCG et l'alfa-fœto-protéine. Cette mesure est faite dans le sang maternel, d'où le nom de marqueurs sanguins ou marqueurs sériques maternels, entre 14 et 18 semaines d'aménorrhée, ou plus tôt pour certains marqueurs en cours d'évaluation. Le résultat est donné par un chiffre de risque par exemple 1/300 ou 1/100.

Lorsque le risque est égal ou supérieur à 1/250, l'amniocentèse ou un prélèvement de villosités choriales est proposé et pris en charge par la Sécurité sociale.

Si le risque est inférieur au seuil de 1/250, cela signifie que le risque est faible sans pour autant être nul. En effet, le taux de dépistage moyen de trisomie 21 par cette méthode est de 65 % en moyenne.

En associant les résultats de l'échographie et des marqueurs sériques, le taux de dépistage moyen est de 80 %.

Cependant pour des raisons statistiques le taux de dépistage à partir des marqueurs augmente avec l'âge, de même que le taux des amniocentèses.

On voit sur le tableau ci-contre que le taux de dépistage est avant 30 ans de 62 % avec 4 % d'amniocentèses et par exemple à 35 ans de 65 % avec 16 % d'amniocentèses et à 40 ans de 90 % avec un taux d'amniocentèses de 47 %. On évite donc 53 % d'amniocentèses, ce qui à 40 ans permet de réduire le nombre de fausses couches accidentelles environ de moitié.

**Taux de dépistage de la trisomie 21 par les marqueurs sanguins et taux d'amniocentèses en fonction de l'âge maternel**

| Âge maternel | Taux de dépistage de la trisomie 21 | Taux d'amniocentèses |
|---|---|---|
| < 30 | 62 | 4 |
| 30-34 | 64 | 8 |
| 35 | 65 | 16 |
| 36 | 71 | 20 |
| 37 | 81 | 24 |
| 38 | 86 | 30 |
| 39 | 89 | 38 |
| 40 | 90 | 47 |
| 41 | 91 | 53 |
| 42 | 92 | 61 |
| 43 | 93 | 70 |
| 44 | 96 | 78 |
| 45 | 97 | 83 |

### ➤ *Que faire en pratique ?*

En France, l'amniocentèse est proposée à partir de 38 ans et elle est alors prise en charge par la Sécurité sociale (dans beaucoup de pays elle est proposée dès l'âge de 35 ans). L'avantage de l'amniocentèse est qu'il s'agit d'un diagnostic très fiable qui permet le plus souvent de rassurer par exemple dans 99 % des cas à 40 ans. Son inconvénient est le risque de provoquer une fausse couche, risque qui se situe entre 1/100 et 1/200.

• En dessous de 38 ans, il vous sera habituellement proposé de faire l'échographie à 12 semaines d'aménorrhée, puis l'évaluation par les marqueurs sanguins entre 14 et 18 semaines d'aménorrhée. En fonction des résultats, une amniocentèse peut vous être proposée. Cette méthode présente l'avantage de réduire le nombre d'amniocentèses, donc de fausses couches liées à ce geste. L'inconvénient est de ne pas dépister tous les cas de trisomie 21.

• Si ces deux méthodes représentent la façon habituelle de procéder à 38 ans et plus ou avant 38 ans, il peut exister des façons de faire différentes. En pratique, pour les femmes de 38 ans et plus qui redoutent une fausse couche du fait de l'amniocentèse, par exemple après une longue période d'infertilité, il est possible de choisir de pratiquer le dépistage par l'échographie et les marqueurs, et de ne pas aller plus loin si vous n'êtes pas dans le groupe à risque. On évite ainsi un grand nombre d'amniocentèses et donc un certain nombre d'accidents. Mais un certain nombre de trisomies restent non dépistées.

• Entre 35 et 37 ans, vous vous trouvez dans une situation « intermédiaire ». En effet, le risque de trisomie 21 s'élève et le nombre de cas non dépistés par l'échographie et les marqueurs n'est pas négligeable. Dans cette situation, certaines patientes souhaitent bénéficier d'une amniocentèse qui, dans ce cas, n'est pas prise en charge par la Sécurité sociale.

Votre médecin vous exposera les différents moyens de dépistage à votre disposition. Vous pourrez également rencontrer un médecin généticien, qui vous informera sur les moyens de dépistage et sur l'ensemble des risques génétiques. Cela peut vous aider à faire votre choix, parfois difficile.

## Quand propose-t-on le caryotype fœtal ?

**(avec amniocentèse ou prélèvement de villosités choriales)**

Le caryotype fœtal (après amniocentèse ou prélèvement de villosités choriales) est proposé *et* pris en charge en France si une des conditions suivantes existe :

– Âge de la mère supérieur ou égal à 38 ans.
– Anomalie chromosomique chez les parents.
– Antécédents pour le couple d'enfant avec caryotype anormal.
– Maladies liées au sexe de l'enfant : diagnostic du sexe.
– Signe d'appel échographique.
– Grossesse à risque de trisomie 21 égal ou supérieur à 1/250 d'après les marqueurs sanguins.

Les étapes du dépistage proposé pour la trisomie 21 sont résumées dans le tableau suivant.

| **Les étapes du dépistage** | |
|---|---|
| *Moins de 38 ans* | *38 ans et plus* |
| 1er **temps** :<br>– **Échographie à 12 semaines** : épaisseur de la nuque.<br>– **Marqueurs sanguins** de trisomie (14-18 semaines) : risque > 1/250.<br>– **Échographie à 22 ou 32 semaines** : malformation évocatrice.<br>**2e temps** :<br>**Amniocentèse 15-17 semaines** ou **prélèvement des villosités choriales** plus tard si découverte tardive.<br>------------------------------------------<br>Éventuellement, l'amniocentèse peut être pratiquée directement à vos frais. | **Amniocentèse ou prélèvement des villosités choriales**<br>------------------------------------<br>Éventuellement, échographie et marqueurs sanguins préalables comme pour les femmes de moins de 38 ans, afin de réduire le risque d'accident (fausse couche), mais avec un taux de dépistage inférieur (voir tableau ci-dessus). |

### ➤ *Les résultats des dépistages*

Paradoxalement, la majorité des enfants porteurs d'une trisomie 21 naissent de femmes d'un âge inférieur à 35 ans puisque un bien plus grand nombre de grossesses ont lieu et parce que le taux de dépistage est inférieur dans ces tranches d'âge.

Une étude portant sur la région parisienne a montré que le taux de diagnostic prénatal de la trisomie 21 était globalement de 87 % entre 1997 et 2000. Le taux de dépistage était de 82 % pour les femmes de moins de 38 ans et de 92 % à 38 ans et plus. Les 8 % de naissances d'enfants trisomiques non diagnostiqués à partir de 38 ans s'expliquent de trois façons : d'une part, certaines femmes qui ne souhaitent pas d'interruption médicale de grossesse ne font pas de dépistage – ce qui est cohérent. D'autre part, le diagnostic n'a parfois pas été proposé, en particulier lorsque la grossesse a été découverte tardivement. Cela n'est pas rare à des âges avancés du fait de la fréquente irrégularité des règles. Enfin certaines femmes connaissant la trisomie de leurs enfants avaient choisi de poursuivre leur grossesse.

### ➤ *Les autres anomalies chromosomiques*

Si la fréquence des trisomies 21, 13, 18 et du syndrome de Klinefelter augmente avec l'âge maternel, la fréquence des autres anomalies chromosomiques ne varie pas (voir p. 268).

## Le risque *réel* de naissance d'un enfant trisomique n'augmente donc pas avec l'âge

L'augmentation du risque théorique de trisomie 21 avec l'avancée en âge est bien connue. C'est le risque que *redoutent* beaucoup de femmes après 35 ans.
Mais on dispose aujourd'hui de moyens fiables pour faire ce diagnostic.
On peut donc même considérer que l'âge est un avantage puisque, si le caryotype est fait, le diagnostic est fiable, alors qu'en dessous de 35 ans le taux de dépistage est moindre. Ceci explique qu'il naisse peu d'enfants trisomiques après 35 ans et surtout 38 ans.

## Les autres malformations

On a noté une légère augmentation de malformations cardiaques : chez les femmes de 40 ans et plus, le risque de malformations chez l'enfant est de 5,5 pour 1 000 au lieu de 4,3 pour 1 000 en moyenne. Cette augmentation est en partie liée à la fréquence des malformations en cas de trisomie. Pour les autres malformations, certaines sont légèrement augmentées, d'autres moins fréquentes à un âge avancé (exemple : spina bifida, voir p. 268). Elles sont dépistées essentiellement par échographie comme pour les autres tranches d'âge.

Au total, alors que le taux théorique de trisomie augmente, le taux global des autres malformations ne varie pas avec l'âge.

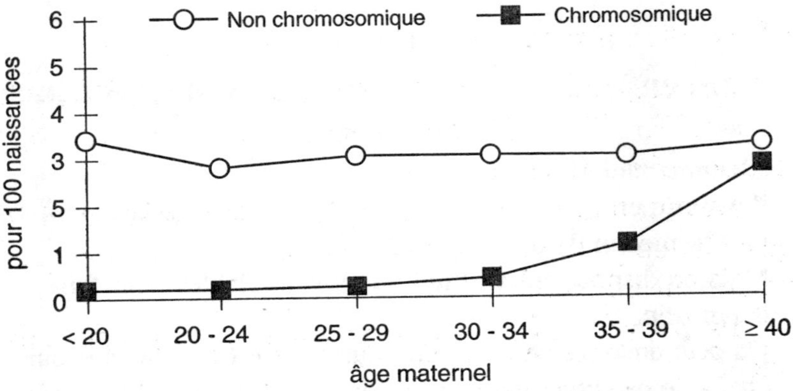


Évolution des malformations fœtales avec âge maternel (INSERM U.149).
Alors que la fréquence des anomalies chromosomiques (trisomies) augmente avec l'âge maternel, les autres malformations ne varient pas.

### ➤ *Le conseil génétique*

Pour évaluer le risque de malformations selon votre âge, mais aussi en cas de maladie dans la famille d'un des conjoints, vous serez parfois orientée vers le conseil génétique. La consultation d'un médecin généticien se fait de préférence avant la grossesse car certains examens peuvent demander du temps. Mais elle a bien souvent lieu en début de grossesse et dans ce cas le plus tôt possible.

## Quand consulter rapidement ?

De nombreux désagréments peuvent survenir en début de grossesse sans présenter de réelle gravité. L'important est de distinguer ces petits ennuis de véritables complications. Certains signes doivent vous amener à consulter impérativement.

### ➤ *Vous avez des saignements*

Les saignements justifient une consultation. Ils sont fréquents en début de grossesse et peuvent avoir des significations très différentes.

Devant tout saignement en début de grossesse, il faut penser à une possible grossesse extra-utérine, d'où la nécessité de voir un médecin.

Ils peuvent aussi être le premier signe d'une fausse couche.

Heureusement, le plus souvent, l'origine du saignement est anodine et se situe à l'extérieur du col de l'utérus ou bien au niveau d'un petit vaisseau à l'insertion du placenta, qui entraîne un petit décollement des membranes ou du placenta, habituellement sans gravité.

Si votre grossesse évolue avec ce type de saignement, mettez-vous au repos. Les signes disparaissent alors plus ou moins vite et le pronostic de la grossesse est le plus souvent favorable.

### ➤ *Vous ressentez des douleurs intenses*

Lorsque des douleurs intenses du bas-ventre avec sensations de coliques surviennent, il faut à nouveau penser à une possible grossesse extra-utérine et consulter. Ces douleurs peuvent aussi être liées à des contractions de début de fausse couche.

Heureusement, il s'agit souvent de douleurs d'origine digestive liées parfois à une constipation. Des sensations de pesanteur liées à la sensibilité accrue des muscles et des ligaments du petit bassin sont aussi très souvent l'explication. Elles sont sans gravité.

En pratique, si vous souffrez de douleurs modérées, parlez-en lors de votre prochaine consultation. Si elles sont intenses, demandez conseil rapidement ou consultez en urgence.

## Les complications possibles

### ➤ *La fausse couche précoce (du 1er trimestre)*

*Une fausse couche est un événement « naturel »*

Le nombre des fausses couches augmente avec l'âge. Le taux moyen de fausses couches du premier trimestre est d'environ 15 %, il est de 18 % entre 35 et 39 ans, de 34 % à 40 ans, et de 53 % à 45 ans et plus.

La fausse couche est un arrêt de développement de la grossesse. Elle se produit habituellement pour empêcher un embryon présentant des anomalies chromosomiques ou d'un autre type de se développer. C'est donc un système de sécurité qui se met en place naturellement. La grossesse s'interrompt spontanément parce qu'elle est anormale.

Une fausse couche précoce est si fréquente qu'après un tel événement il n'est pas habituel de pratiquer des examens. La décision la plus courante est de mettre en route une nouvelle grossesse. Les chances de succès sont alors statistiquement les mêmes qu'avant une première fausse couche.

*Quels sont les signes d'une fausse couche ?*

Des saignements peuvent annoncer une fausse couche. Ils conduisent à pratiquer une échographie qui montre dans ce cas que la grossesse est arrêtée. Parfois, il n'y a aucun signe perceptible, et c'est seulement lors de l'échographie systématique que l'on se rend compte que la grossesse s'est interrompue.

Dans certains cas, l'embryon est visible, mais son cœur ne bat plus. Dans d'autres cas, il s'agit d'un « œuf clair », c'est-à-dire d'une grossesse sans embryon visible. Celui-ci ne s'est pas développé ou bien il a existé en début de grossesse et s'est résorbé, d'où cet aspect à l'échographie.

Une telle fausse couche est un événement très décevant. Pour tenter de vous réconforter, dites-vous que vous êtes fertile et que, pour les grossesses qui suivent, les chiffres montrent une large majorité de grossesses qui, elles, évoluent bien.

### *Que faire devant une fausse couche ?*

Lorsque la grossesse est arrêtée, il est préférable qu'elle s'expulse spontanément. L'expulsion de l'œuf peut se produire après une période d'attente, éventuellement aidée par des médicaments.

Si la fausse couche ne se produit pas spontanément, on peut pratiquer une intervention : une aspiration ou un curetage.

### *Les fausses couches à répétition*

À partir de trois fausses couches chez une même femme, on parle de « fausses couches à répétition ». Cette situation est plus fréquente avec l'âge et est mal vécue.

Même si les anomalies chromosomiques en restent la cause dominante d'autres anomalies peuvent être recherchées. Il peut s'agir de malformations de l'utérus, de fibromes mal placés dans l'utérus, ou encore d'anomalies hormonales. Parfois, des anticorps dirigés contre sa propre grossesse sont à l'origine de fausses couches (cause immunologique).

Pour identifier ces causes, des examens peuvent être pratiqués. Ils peuvent déboucher sur certains traitements pour réduire le risque de récidive, comme l'ablation d'un fibrome mal placé dans l'utérus ou un traitement à visée immunologique.

### ➤ *La grossesse extra-utérine*

#### *Une grossesse qui s'implante hors de l'utérus*

Une grossesse extra-utérine, ou GEU, est une grossesse qui ne s'implante pas dans l'utérus mais en dehors. Le plus souvent, cette grossesse s'implante dans une trompe. Il existe alors un danger pour la mère. En effet, si la trompe éclate, une hémorragie interne peut se produire.

Les grossesses extra-utérines sont globalement plus fréquentes avec l'âge. D'autres facteurs comme des antécédents d'infection des trompes, d'exposition au Distilbène® (DES) *in utero* (voir chapitre 9, p. 258), de chirurgie des trompes ou de grossesse extra-utérine accentuent les risques.

#### *Quels sont les signes d'une grossesse extra-utérine ?*

L'apparition de saignements et/ou de douleurs en début de grossesse peut être le signe d'une grossesse extra-utérine. Dans ces situations, il est indispensable de consulter.

Le diagnostic est parfois difficile. Il fait appel à une prise de sang pour des dosages hormonaux ainsi qu'à une échographie.

Le traitement peut être médicamenteux ou chirurgical. Si une intervention est nécessaire, elle est le plus souvent réalisée par une cœlioscopie qui permet de localiser la grossesse extra-utérine et de la traiter.

### ➤ *La môle hydatiforme*

La môle hydatiforme est une complication rare, mais un peu plus fréquente avec l'avancée en âge. Il s'agit d'une tumeur bénigne du placenta qui se développe en l'absence d'embryon. Elle est découverte devant des saignements ou bien lors de l'échographie systématique à 12 semaines.

Le traitement se fait par aspiration et est suivi d'une surveillance particulière : des dosages hormonaux permettent de s'assurer de la disparition complète du tissu anormal.

### ➤ *Le cerclage*

Pour prévenir certaines complications, fausse couche tardive ou accouchement prématuré, un cerclage est parfois pratiqué.

Qu'est-ce qu'un cerclage ? Un fil ou un ruban est placé à la base du col de l'utérus qu'il renforce à la manière d'un lien fermant une bourse. Cette petite intervention se fait par les voies naturelles sous anesthésie. Il se pratique habituellement à la fin du 1^er^ trimestre.

Si vous avez des antécédents de fausse couche tardive (du 2^e^ trimestre), d'accouchement prématuré, parfois d'anomalies de l'utérus (après exposition au Distilbène® (DES) *in utero* parfois), un cerclage peut être indiqué.

## Votre grossesse au quotidien

### ➤ *Que manger pour être en forme ?*

#### *Des repas équilibrés*

BIEN MAIS PAS TROP

La qualité de votre alimentation est essentielle pour le bon développement de votre bébé et aussi pour votre propre santé.

Mais attention aux excès ! Vos besoins de femme enceinte sont augmentés seulement de 10 % par jour par rapport à vos besoins avant la grossesse.

DIVERSITÉ ET ÉQUILIBRE

Pensez surtout « équilibre », en mangeant de tout. Insistez sur les sucres lents (féculents, pain), le calcium (produits laitiers), les folates (foie, jaune d'œuf...) et le fer (viande rouge, boudin noir, lentilles...).

POUR ÉVITER UNE PRISE DE POIDS EXCESSIVE...

Pensez aux viandes grillées et aux poissons, préférez les huiles végétales plutôt que le beurre et la crème fraîche, faites la part belle aux fruits (sans excès) et légumes verts, optez aussi pour les pains complets et les céréales, méfiez-vous du sucre, des pâtisseries...

TROIS REPAS ET UNE OU DEUX COLLATIONS

Adoptez un rythme alimentaire très régulier : trois repas par jour et si besoin deux collations, l'une en fin de matinée et l'autre au goûter.

ET DE L'EAU !

Buvez 1,5 à 2 litres d'eau par jour. Pensez aussi aux tisanes, aux soupes et aux jus de fruits pour les vitamines.

Supprimez l'alcool.

### *Prévenir la toxoplasmose et la listériose*

SI VOUS N'ÊTES PAS IMMUNISÉE
CONTRE LA TOXOPLASMOSE

- Mangez de la viande bien cuite.
- Lavez soigneusement les fruits et les légumes.

POUR PRÉVENIR LA LISTÉRIOSE

La listeria résiste au froid, pas à la chaleur. Ce sont donc les aliments consommés sans cuisson qui peuvent être dangereux.

- Évitez de consommer des fromages au lait cru.
- Évitez de consommer certains types de charcuterie tels que pâtés, rillettes, produits en gelée, foies gras.
- Pour les produits de type jambon, préférez les sachets préemballés qui présentent moins de risques.
- Évitez les poissons fumés, coquillages crus, tarama, surimi.
- Consommez les viandes et poissons bien cuits.
- Retirez la croûte des fromages.
- Nettoyez fréquemment votre réfrigérateur et désinfectez-le à l'eau javellisée.
- Réchauffez soigneusement les restes alimentaires et les plats cuisinés avant de les consommer.

*(Selon la circulaire du ministère de la Santé, avril 1998.)*

### *Vitamines et acide folique*

La supplémentation en vitamines pendant la grossesse a été réévaluée récemment. En cas d'alimentation équilibrée, le bénéfice d'une supplémentation par cocktails de vitamines n'a pas été démontré. Si vous prenez des cocktails vitaminiques, vous devez vérifier que vous ne prenez pas plus de 10 000 UI/j de vitamine A. Une telle dose peut exposer à un risque de malformations en début de grossesse

Le bénéfice de l'acide folique (vitamine B9) pour prévenir certaines malformations (spina bifida) a en revanche été démontré, à condition que la prise commence avant la grossesse et se prolonge jusqu'au 2e mois et demi de la grossesse.

Une supplémentation en fer vous sera prescrite en cas d'anémie ou même de façon systématique, selon votre médecin.

Une supplémentation en iode est recommandée dans les zones géographiques où une carence est connue. Votre médecin vous en parlera si c'est le cas.

Une prise de magnésium peut aider à soulager les crampes.

Pour le fluor et le zinc, on n'a pas démontré le bénéfice d'une supplémentation.

### *Le tabac et l'alcool*

Au premier trimestre de votre grossesse, il est encore temps de vous arrêter de fumer. Les complications induites par le tabac sont plus marquées à partir du 2e trimestre. Si vous ne parvenez pas à arrêter complètement, vous devez au moins tenter de fumer moins de 10 cigarettes par jour. Ce sera déjà un mieux pour votre bébé.

Les données récentes montrent qu'il n'existe pas réellement de dose d'alcool autorisée pour les femmes enceintes. Il semblerait que même des doses faibles puissent avoir un retentissement sur votre enfant. La meilleure règle est donc d'arrêter toute consommation d'alcool.

## *Votre travail*

### TRAVAIL ET GROSSESSE SONT COMPATIBLES

Dans la plupart des cas, travail et grossesse sont compatibles en respectant le congé de maternité « standard ».

### QUAND LES CONDITIONS SONT PLUS DIFFICILES

Mais, dans certains cas, il faut adapter vos conditions de travail, votre temps de travail, votre temps de transport... Autant d'éléments à prendre en compte et qui peuvent être défavorables à votre grossesse. En cas de travail physiquement pénible, de port de charges, de longue station debout... il faut trouver des aménagements. Il est parfois possible de continuer une partie de votre travail à domicile (voir p. 31).

Une des caractéristiques des grossesses à un âge avancé est une fatigue accrue. Si vous êtes trop fatiguée, votre congé maternité peut être augmenté et avancé de deux semaines ou plus.

### UNE MENACE D'ACCOUCHEMENT PRÉMATURÉ IMPOSE L'ARRÊT DU TRAVAIL

Une menace d'accouchement prématuré peut se manifester alors que vous vous sentez en pleine forme. Parfois, vous avez ressenti des contractions, ou bien c'est l'examen médical qui permet de repérer un col anormalement ouvert. Il importe alors de respecter une réduction, voire un arrêt du travail. Vous pouvez être mise au repos strict. Ces précautions sont nécessaires pour éviter un accouchement prématuré, mais aussi pour vous épargner l'hospitalisation.

## *Les tâches ménagères et familiales*

L'entretien de votre maison et de votre famille, s'il vous demande un travail trop intense, peut également être dangereux pour votre grossesse. C'est l'occasion idéale pour partager avec votre entourage les tâches quotidiennes. Qui dit que votre conjoint et vos grands enfants ne seront pas ravis de vous venir en aide sur ce point ?

La grossesse est souvent l'occasion d'un déménagement ou d'une transformation de votre logement. Il vaut mieux que votre déménagement soit pris en charge par votre entourage ou bien par un déménageur. Vous fatiguer à porter des objets lourds augmente le risque d'accouchement prématuré.

### ➤ *La vie sexuelle*

La poursuite de votre activité sexuelle habituelle ne met pas en danger votre grossesse.

#### *« Je n'ai plus de désir »*

Dans la pratique, il existe assez souvent des variations individuelles du désir durant cette période. Le plus souvent, on observe une diminution de l'appétit sexuel des femmes en cours de grossesse. Les variations hormonales et la prise de poids entraînent des modifications physiques et psychologiques. Les petits maux de début de grossesse et la peur de déclencher une fausse couche influencent aussi votre libido. En réalité, cette angoisse n'est pas justifiée.

#### *Un nouvel équilibre à trois*

Il est important que vous parveniez à trouver un équilibre avec votre conjoint. Lui aussi peut redouter la pénétration, croyant faire courir un risque au bébé.

En réalité, c'est seulement dans les cas de menace d'accouchement prématuré avec contractions ou lorsque des saignements apparaissent en cours de grossesse que vous devrez de préférence éviter les rapports. Ils peuvent entraîner des contractions par la stimulation mécanique du col, mais aussi du fait de la présence de prostaglandines dans le sperme, ou encore du fait de l'orgasme féminin.

La grossesse peut être l'occasion pour votre couple de partager davantage de tendresse. Votre corps change et il vous faut aussi vous adapter à ce changement.

En vous montrant plus à l'écoute l'un de l'autre, vous allez peut-être découvrir une autre forme de sexualité, redonner leur place aux caresses, échanger du plaisir différemment.

### ➤ *Voyages et vacances*

Avec l'âge, vous êtes souvent plus voyageuse. Des raisons professionnelles vous y poussent parfois. Ou bien, votre niveau de vie s'améliorant, vous avez pris l'habitude de voyager davantage.

Les voyages sont globalement possibles en cours de grossesse. Il faut cependant prendre en considération la longueur du trajet, le type de destination, le terme de la grossesse, son bon déroulement ou, à l'inverse, ses éventuelles complications.

Avant votre départ en vacances, pensez à emporter votre carte de groupe sanguin, une copie des principaux résultats d'examens de votre suivi de grossesse.

En pratique, il est plus facile de réfléchir dès votre début de grossesse aux différents types de vacances et trajets que vous envisagez. Votre médecin saura évaluer la compatibilité de votre état et des voyages prévus. Pour une grossesse *a priori* normale, des voyages à des distances moyennes sont possibles quel que soit le moyen de transport choisi.

Pour des longues distances, il faut préférer le train ou l'avion.

À partir de 7 mois de grossesse révolus, vous devez éviter les longs trajets quels qu'ils soient. Durant les six dernières semaines de votre grossesse, il est conseillé de rester à proximité de votre lieu d'accouchement. L'accouchement peut, à partir de ce terme, débuter sans signe préalable, par exemple par perte des eaux. Si vous êtes loin de votre lieu d'accouchement, vous seriez alors contrainte d'improviser un accouchement dans une maternité où vous n'êtes pas connue. *A fortiori*, en cas de menace d'accouchement prématuré, vous devez réduire vos déplacements au minimum.

*En voiture*

De longs trajets en voiture peuvent entraîner une fatigue et faciliter l'apparition de contractions. Lorsque votre grossesse se déroule normalement, c'est envisageable, mais avec certaines précautions. Des arrêts fréquents, toutes les heures et demie par exemple, sont indispensables afin de vous dégourdir les jambes et faciliter votre circulation veineuse. En cas de menace d'accouchement prématuré, réduisez vos déplacements.

Le port de la ceinture reste obligatoire chez la femme enceinte. Les études montrent son efficacité. Placez-la au-dessus et au-dessous du bébé.

Vous pouvez aussi continuer à conduire pendant votre grossesse, sauf si vous souffrez de malaises qui vous exposeraient au risque de perte de connaissance au volant.

### *En train*

Le train est un bon moyen de transport, parfaitement compatible avec la grossesse. Les trains sont de plus en plus confortables et les temps de trajet de plus en plus courts.

### *En avion*

L'avion ne met pas en danger votre grossesse. C'est même le moyen de transport de choix pour parcourir les plus longues distances.

Mais attention, les compagnies aériennes n'acceptent pas les femmes enceintes au dernier mois de leur grossesse. Un certificat médical peut vous être demandé.

Pour des longs courriers, le risque de phlébite est augmenté. La grossesse et l'âge avancé sont déjà des facteurs de risque connus. Si vous devez réellement supporter une longue durée de vol, il est préférable de porter des bas de contention et de déambuler dans l'avion, afin de faciliter la circulation veineuse.

Si vous avez des antécédents de phlébite ou d'embolie, parlez-en à votre médecin afin de porter des bas de contention, voire de bénéficier d'un traitement anticoagulant.

### *En bateau*

Vous pouvez aussi prendre le bateau durant votre grossesse. Cependant, il n'est pas raisonnable de partir en croisière vers des destinations exotiques, où les moyens médicaux sont inadaptés en cas d'urgence.

### *Voyager où ?*

Le type de séjour que vous choisissez est un point essentiel. Il faut bien entendu éviter les vacances fatigantes, telles que les treks et autres randonnées physiquement éprouvantes…

Les moyens médicaux disponibles sur place doivent aussi influencer votre choix. Dans des pays industrialisés, cette question est généralement résolue. Mais, dans certains pays en voie de développement, le manque de moyens médicaux peut poser problème en cas d'urgence. C'est un élément suffisant pour engendrer chez vous du stress et parfois vous faire courir des risques.

Autrement dit, la grossesse n'est pas le moment idéal pour vous lancer dans des expéditions lointaines, dans des zones non ou mal médicalisées.

De plus, certaines maladies tropicales comme le paludisme font l'objet d'une prévention difficile à mettre en place chez la femme enceinte.

### *Soleil et peau*

Vous pouvez bronzer pendant votre grossesse. Mais vous devez éviter les excès comme toute autre personne.

De plus, enceinte, vous êtes sujette à des taches brunes sur les joues ou le front, le fameux « masque de grossesse ». Il faut donc éviter d'exposer votre visage et, bien sûr, utiliser un écran solaire efficace.

## ➤ *Les vaccinations*

Certains vaccins sont à éviter car ils sont constitués par des virus vivants ou atténués. Certains sont fortement déconseillés. D'autres peuvent être utilisés en cas de nécessité absolue.

| **Vaccins utilisables en cours de grossesse** | **Vaccins déconseillés en cours de grossesse** | **Vaccins utilisables en cas de nécessité absolue en cours de grossesse** |
|---|---|---|
| Tétanos<br>Grippe<br>Hépatite B<br>Poliomyélite injectable<br>Choléra | Rubéole<br>Rougeole<br>Oreillons<br>Poliomyélite par voie buccale<br>Coqueluche<br>BCG | Fièvre jaune<br>Rage<br>Diphtérie<br>Typhoïde |

### ➤ *Faire du sport*

Évitez toute activité physique trop intense, qui s'ajoute souvent à une activité professionnelle déjà fatigante. Votre récupération physique durant la grossesse est plus difficile qu'en temps normal, surtout avec l'avancée en âge.

#### *Quels sont les sports autorisés ?*

La plupart des sports sont compatibles avec la grossesse, si celle-ci se déroule normalement. La pratique d'un sport doit vous permettre de vous maintenir en bonne forme physique. Si vous étiez déjà très sportive avant votre grossesse, vous pouvez généralement poursuivre votre activité.

– La natation est fortement conseillée, en évitant malgré tout l'eau très froide et en préférant la nage sur le dos, pour éviter les douleurs lombaires.
– L'aquagym est particulièrement adaptée aux femmes enceintes.
– La marche sans excès est également un bon moyen de vous maintenir en forme en facilitant votre circulation veineuse.

– La gymnastique douce est aussi tout à fait conseillée. Vous pouvez continuer la gymnastique que vous pratiquez habituellement en évitant les mouvements violents, tels que les mouvements d'aérobic...
– Le ski de fond sous forme de promenade est adapté à votre état.
– Le vélo de promenade est aussi compatible avec votre grossesse, tant que vous n'êtes pas gênée dans vos mouvements par le volume de votre ventre.

*Quels sont les sports interdits ?*

Il faut de toute évidence éviter les sports violents et trop éprouvants physiquement. La grossesse n'est pas le moment idéal pour entreprendre des entraînements de type compétition. Il faut bien sûr éviter les compétitions dans la plupart des disciplines, notamment le vélo, le tennis...

– La plongée profonde est formellement contre-indiquée car il existe un risque de malformations chez l'enfant du fait d'embolies gazeuses.
– Le ski nautique est aussi fortement déconseillé en raison des risques de chutes et de certaines infections gynécologiques.
– Le ski de descente est déconseillé surtout en raison des risques de chutes et de collisions.
– Les sports de contact tels que le judo sont à éviter.

En cas d'anomalie et en particulier en cas de menace d'accouchement prématuré ou de placenta praevia (placenta bas inséré), il faut interrompre toute activité sportive. Posez la question à votre médecin en consultation.

L'un des moyens qui vous permet d'évaluer l'intensité de l'effort est le test dit de la conversation : vous devez être capable de tenir une conversation sans trop de difficulté pendant l'effort.

## Déclarer votre grossesse et choisir votre maternité

### ➤ *Le congé maternité*

Vous avez droit au minimum à 6 semaines de congé avant la date présumée de votre accouchement et 10 semaines après, pour un premier enfant. Si vous assumez déjà la charge de deux enfants, le congé est de 8 semaines avant et 18 semaines après. Si vous attendez des jumeaux, vous avez droit à 12 semaines avant et 22 après, pour des triplés 24 et 22 semaines.

### ➤ *Quand prévenir votre employeur ?*

Vous devez prévenir votre employeur avant votre départ en congé maternité. Sinon votre départ serait assimilé à une rupture de contrat. Avant cela, vous n'avez aucune obligation de date pour dévoiler votre grossesse. Cependant, mieux vaut en parler de vous-même avant que votre état se devine. Vous resterez ainsi en bons termes avec votre employeur et bénéficierez éventuellement des avantages liés à la grossesse dès le 4e mois (aménagements d'horaires de travail…).

L'annonce se fait en principe par lettre recommandée avec accusé de réception, jointe à une attestation médicale signée de votre médecin, précisant la date présumée de l'accouchement.

### ➤ *La déclaration de grossesse*

Vous devez déclarer votre grossesse avant la fin de la 14e semaine à votre caisse primaire d'assurance-maladie (CPAM) et à votre caisse d'allocations familiales (CAF). Pour cela, vous devez compléter le formulaire rempli par votre médecin. Cette déclaration ouvre vos droits à la PAJE (prestation d'accueil du jeune enfant) par la CAF et vous permet de bénéficier des remboursements de vos frais médicaux par votre assurance-maladie.

Vous recevrez ensuite un « carnet de santé Maternité » : il vous indique les dates de vos consultations et échographies.

### ➤ *Choisir une maternité*

Vous avez en France la possibilité de choisir votre maternité, ce qui n'est pas toujours le cas dans d'autres pays. Il existe en effet des cliniques privées et des hôpitaux publics.

En clinique privée, c'est habituellement un médecin qui suit votre grossesse. Il peut être présent lors de l'accouchement.

À l'hôpital, votre grossesse sera suivie par une sage-femme ou un médecin. Lors de l'accouchement, vous serez prise en charge par l'équipe. Les sages-femmes pratiquent la grande majorité des accouchements, c'est-à-dire les accouchements normaux. Le médecin intervient si l'accouchement sort de la norme.

Inscrivez-vous au plus tôt dans la maternité de votre choix.

### *Les critères de choix*

La sécurité fait partie des critères de choix d'une maternité. Le nombre d'accouchements rend compte habituellement de l'importance de l'équipe, puisque des normes existent dans ce domaine. Une présence médicale forte est exigée pour un nombre élevé d'accouchements. Renseignez-vous afin de savoir quels médecins sont présents, si la péridurale est disponible à toute heure, si un pédiatre est disponible en cas de nécessité.

Le confort importe également. Informez-vous sur le type d'hospitalisation : aurez-vous une chambre seule ? Des équipements sanitaires dans votre chambre ? Quelle est la durée habituelle de séjour ?

Quelle est l'aide proposée aux jeunes mères : pourrez-vous être aidée les premières nuits si vous êtes fatiguée ?

La qualité de l'accueil est importante aussi. Est-ce que votre conjoint sera admis en salle de naissance et en salle d'opération si on doit pratiquer une césarienne ? Est-ce que vos aînés pourront rendre visite à votre bébé ?

Vous aurez un bon reflet de ce type de préoccupations lors des préparations à l'accouchement.

Le coût enfin fait partie des critères de choix. La prise en charge est de 100 % en hôpital public. En clinique privée, des coûts supplémentaires peuvent s'ajouter. Renseignez-vous.

Il existe trois types de maternités

Type I, pour les grossesses *a priori* normales,

Type II, où la prise en charge des enfants un peu prématurés est possible,

Type III, où tous les nouveau-nés, même très prématurés, sont pris en charge.

Les maternités fonctionnent désormais en réseau. Ainsi, toute maternité peut vous orienter en cours de grossesse, voire peu avant l'accouchement, vers une maternité plus adaptée à votre situation.

*Quelle maternité choisir lorsque l'âge avance ?*

Votre âge à lui seul constitue un facteur de risque modéré. Mais des complications peuvent survenir plus fréquemment. Celles-ci sont parfois repérables facilement avant la grossesse : une hypertension, un diabète... Dans d'autres cas, des anomalies peuvent apparaître en cours de grossesse. C'est alors que le médecin qui suit votre grossesse vous orientera vers la maternité la plus adaptée.

*Vous inscrire en pratique*

Les maternités doivent planifier le nombre d'accouchements qu'elles peuvent accueillir. Certaines sont très demandées. Si vous avez décidé d'y accoucher, il est impératif de vous y inscrire très tôt. Dès que vous avez quelques jours de retard de règles, faites un test de grossesse au laboratoire, plus précis que le test « maison ». Puis inscrivez-vous à la maternité de votre choix, munie de votre attestation de Sécurité sociale. On vous demandera aussi la date de vos dernières règles afin de calculer la date de l'accouchement.

## Les questions le plus souvent posées

**« Comment savoir si je suis enceinte ? »**

*Ce n'est pas toujours facile lorsque les règles sont irrégulières, situation plus fréquente avec l'avancée de l'âge.*

*Vous pouvez pratiquer un test urinaire à la maison. Sachez qu'un test peut être faussement négatif s'il est pratiqué trop tôt. Il est plus rare qu'il soit faussement positif.*

*Un test sanguin pratiqué au laboratoire est plus fiable (et remboursé sur ordonnance).*

*L'échographie n'est pas un bon moyen de diagnostic en tout début de grossesse car la grossesse n'est pas visible au début du retard des règles.*

**« Peut-on limiter le risque de fausse couche ? »**

*Le risque de fausse couche du 1er trimestre augmente avec l'âge. La cause prédominante de ces fausses couches est une anomalie accidentelle de formation de l'embryon. L'arrêt d'évolution de cette grossesse est donc préétabli dès la fécondation. C'est le système de sécurité qui interrompt cette grossesse. C'est seulement dans certains cas particuliers – par exemple en présence d'auto-anticorps pouvant entraîner des fausses couches – que certains traitements peuvent être employés.*

*Si vous avez déjà eu, lors d'une grossesse antérieure, une fausse couche tardive, liée à une anomalie du col, un cerclage peut être pratiqué.*

**« Que dois-je faire en cas de saignements en début de grossesse ? »**

*Il faut consulter en cas de saignements. Ceux-ci sont fréquents au 1er trimestre.*

*Ils peuvent signer une grossesse arrêtée. C'est alors le premier signe de l'expulsion.*
*Les saignements peuvent aussi attirer l'attention sur une grossesse extra-utérine.*
*Heureusement, le plus souvent il s'agit de saignements anodins pouvant provenir du col de l'utérus ou liés à un petit décollement de l'œuf habituellement sans gravité et de bon pronostic.*

**« Peut-on continuer à faire l'amour pendant la grossesse ? »**
*La vie sexuelle ne s'arrête pas avec la grossesse. Elle peut être différente par modification de votre libido, par nécessité de vous adapter à vos nouvelles formes. Mais, dans le cadre d'une grossesse normale, les rapports sexuels ne représentent pas un risque. C'est seulement en cas de saignements ou de menace d'accouchement prématuré qu'il faut éviter la pénétration. Il est alors temps d'être inventif et de découvrir d'autres formes de sexualité.*

**« Peut-on pratiquer un sport pendant la grossesse ? »**
*La plupart des sports sont compatibles avec la grossesse. Certains sont même recommandés comme la natation, la gymnastique douce pour vous maintenir en forme.*
*La plongée profonde est interdite. Le ski nautique, le ski alpin, les sports de contact sont déconseillés.*

**« Enceinte, ai-je le droit de travailler moins ? »**
*Vous avez le droit de vous rendre aux visites obligatoires de la surveillance de votre grossesse pendant vos heures de travail.*
*Par ailleurs, certaines conventions collectives prévoient des aménagements d'horaires pour les femmes enceintes.*

**« Est-ce que je risque d'être licenciée ? »**
*Dès lors que votre grossesse est médicalement constatée, vous ne pouvez pas être licenciée. Vous êtes protégée dès l'annonce*

*de votre grossesse et jusque 4 semaines après la fin de votre congé maternité.*
*Si votre employeur vous annonce que vous êtes licenciée, avant que vous ayez annoncé votre grossesse, vous avez 15 jours pour faire annuler ce licenciement. Il vous suffit de lui envoyer un courrier en recommandé avec AR déclarant votre grossesse.*

CHAPITRE 5

# *Du quatrième au sixième mois*

Au cours de ce trimestre, vous entrez vraiment en relation avec votre enfant, vous le sentez bouger, votre ventre s'arrondit, et vous pensez de plus en plus à la naissance. Les petits maux du 1er trimestre ont disparu, vous êtes en forme.

Pour votre médecin et la Sécurité sociale, le 2e trimestre commence au début du 4e mois et se termine à la fin du 6e mois, autrement dit il dure de la 16e à la 28e semaine.

## Votre bébé est très actif

### ➤ *Vous le sentez bouger*

Les mouvements de votre bébé qui étaient auparavant imperceptibles se font sentir. Ils sont le signe de sa bonne vitalité. Vous avez d'abord une sensation de frôlement, de petites bulles, de pichenettes… généralement au cours du 5e mois pour une première grossesse et à la fin du 4e mois si vous avez eu déjà eu d'autres grossesses. Vous percevez mieux ces mouvements au repos et après les repas, puisque c'est là qu'il remue le plus : votre bébé peut aussi avoir le hoquet, des mouvements particulièrement rythmés, c'est fréquent et sans aucune signification particulière.

La perception de votre bébé est une prise de conscience très personnelle et entière de sa présence. Il prend volontiers la position fœtale, c'est-à-dire bras repliés sur la poitrine et cuisses fléchies. C'est le début d'un échange et d'une complicité entre vous et lui. Le papa, en mettant sa main sur votre ventre, peut aussi le sentir.

Mais le plus souvent votre bébé dort, 16 à 20 heures par jour, de différents types de sommeils. Le sommeil profond n'excède pas 20 minutes et, dans ce cas, il ne bouge plus.

### ➤ *Tous ses organes se développent*

Le cœur de votre bébé bat entre 140 et 160, c'est-à-dire deux fois plus vite que le vôtre. Des mouvements respiratoires se produisent. Il ne s'agit pas de respiration puisqu'il n'y a pas d'air, mais d'un entraînement de ses poumons qui seront aptes à fonctionner à la naissance. Son foie augmente de volume. Son cerveau s'est beaucoup développé, les neurones sont en place.

Il commence à percevoir son environnement. À partir du 6e mois, il entend les battements de votre cœur et il est capable de répondre à des sollicitations venues de l'extérieur.

### ➤ *Son visage s'affine*

Au cours du 2e trimestre, les traits de son visage se dessinent plus précisément. Ses sourcils apparaissent, ses lèvres deviennent bien ourlées, ses cheveux poussent.

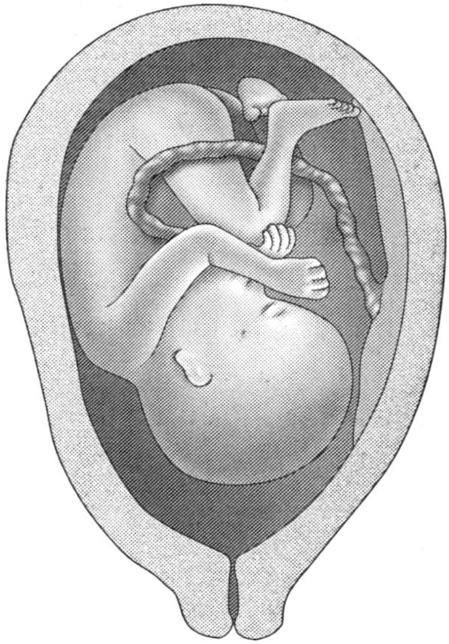

Grossesse au cours du 2^e^ trimestre.
Vous commencez à sentir bouger votre enfant.

## Les petits maux

Les petits maux sont moins nombreux et moins pénibles qu'en début de grossesse.

### ➤ *Les palpitations*

Au début du 2e trimestre, votre rythme cardiaque s'accélère. Vous pouvez alors ressentir des palpitations. Il peut s'agir de battements cardiaques assez forts, perceptibles surtout au repos, après les repas.

Quelquefois, votre rythme cardiaque peut s'accélérer fortement, pour atteindre plus de 100 battements par minute, pendant quelques minutes seulement. Une sensation d'essoufflement, de « manque d'air » accompagne alors cette accélération.

Ce type de palpitation est lié à des changements dans la régulation du rythme cardiaque. Il ne comporte aucun danger. Le seul fait de le savoir vous aide en général à mieux supporter ces petites crises.

### ➤ *L'essoufflement*

Il est très fréquent que vous vous sentiez essoufflée en cours de grossesse. L'action directe des hormones sur les centres de commande de la respiration et la demande accrue en oxygène de votre bébé expliquent cet essoufflement qui peut exister dès le début de votre grossesse. Au 2e trimestre, cette sensation peut s'accentuer avec parfois un serrement au niveau de la gorge. Ce type d'essoufflement s'accroît au moment des efforts. Quand vous faites du sport, surveillez votre souffle et modérez vos efforts si vous vous sentez trop essoufflée.

### ➤ *Le mal de ventre*

Ballonnement intestinal et constipation sont des soucis banals de la grossesse liés aux effets directs de la progestérone sur l'intestin, qui devient moins tonique.

L'exercice physique, la marche, la gym peuvent atténuer le ballonnement… Si vous souffrez d'une constipation gênante, adaptez votre alimentation en mangeant notamment plus de fruits et de légumes. Si rien n'y fait, certains médicaments peuvent vous soulager.

### ➤ *Les varices et les jambes lourdes*

Les varices sont une dilatation des veines superficielles des jambes, qui peuvent être favorisées par la grossesse, mais diminuent ensuite. Elles se manifestent plus volontiers au 2e trimestre et leur fréquence augmente avec l'âge. Elles sont aggravées par la position debout prolongée.

Outre leur aspect inesthétique, les varices donnent une sensation de jambes lourdes et parfois des fourmillements ou des crampes. Un œdème des chevilles peut survenir. Votre médecin différenciera ce simple œdème sans gravité d'un œdème accompagnant une prééclampsie (voir p. 254).

Des remèdes simples peuvent vous soulager :

- Surélevez vos jambes lorsque vous êtes allongée, en plaçant des oreillers sous le matelas de votre lit par exemple.
- Posez vos jambes sur un tabouret légèrement surélevé lorsque vous restez assise longtemps, si vous le pouvez, allongez-vous de temps en temps jambes surélevées durant la journée.
- Arrosez vos jambes d'un jet d'eau fraîche.
- Évitez autant que possible les situations suivantes : la position debout prolongée, les jambes croisées, la proximité d'une source de chaleur, les bains trop chauds, le sauna trop prolongé.

Les bas ou collants de contention sont le meilleur moyen de limiter l'aggravation des varices. Certains sont plus esthétiques que d'autres. Ils restent tout de même difficiles à supporter en plein été.

Les traitements médicamenteux n'ont pas montré de réelle efficacité sur la prévention ou la réduction des varices, mais ils peuvent vous soulager. Il n'est pas utile de pratiquer des scléroses ou une ablation des varices durant la grossesse car elles diminuent nettement après la naissance.

En revanche, ces varices représentent un facteur aggravant de risque de phlébites, tout comme l'âge. Une prévention peut être nécessaire après l'accouchement.

### ➤ *Douleurs de dos et sciatique*

Les douleurs de dos peuvent apparaître au cours du 2e trimestre ou bien exister déjà avant la grossesse et augmenter en intensité, surtout le soir si vous êtes restée longtemps debout dans la journée.

Plusieurs facteurs expliquent ces douleurs de dos :

- L'imprégnation hormonale ramollit les disques entre les vertèbres, ce qui favorise un tassement. Les nerfs qui passent à ce niveau sont comprimés.
- L'augmentation de volume de votre utérus et le déplacement du centre de gravité de votre corps font que vous êtes cambrée. Cette cambrure entraîne un déséquilibre au niveau de votre colonne vertébrale.
- Les muscles entourant votre colonne vertébrale se contractent en réaction aux déséquilibres apparus, ce qui peut aggraver les douleurs.

Votre douleur dorsale peut toucher votre thorax, vos bras ou vos jambes :

- Vous ressentez des douleurs de dos avec des irradiations en avant vers le thorax, ce sont les douleurs intercostales.
- Vous pouvez ressentir des fourmillements dans les bras, en raison d'un œdème comprimant vos nerfs au niveau du cou.

– La sciatique se manifeste par une douleur du bas du dos qui se prolonge le long de la fesse et de la face postérieure de la cuisse et de la jambe, c'est-à-dire sur le trajet du nerf sciatique. Assez souvent, vous aviez déjà souffert d'une sciatique avant votre grossesse.

Pour limiter ces douleurs de dos et sciatiques :

– Portez des talons qui ne soient pas trop hauts, marchez la colonne droite en corrigeant la cambrure de la grossesse, ne pliez pas votre dos en deux lorsque vous vous baissez, mais fléchissez vos genoux. Asseyez-vous aussi souvent que possible et lorsque vous êtes assise gardez le dos droit en écrasant le creux des reins contre le dossier de votre chaise.
– Les exercices qui renforcent les muscles autour de la colonne vertébrale et les muscles abdominaux peuvent vous aider à corriger la cambrure dorsale.
– La marche en bonne position, la nage sur le dos, ainsi que la gymnastique douce sont recommandées.
– La kinésithérapie peut aussi vous aider à améliorer votre musculature.

Parlez à votre médecin de ces désagréments lors de votre prochaine consultation. Des médicaments antialgiques peuvent, si nécessaire, vous être prescrits. Mais attention, les anti-inflammatoires ne doivent pas être utilisés chez la femme enceinte car ils présentent un risque pour l'enfant.

### ➤ *Les crampes des jambes*

Les crampes des membres inférieurs sont fréquentes durant la nuit. Une manœuvre simple peut vous soulager :

surélevez la jambe, fléchissez le pied vers le haut, puis tentez de l'allonger tout en contrariant ce mouvement avec vos mains ou en appuyant votre pied contre le mur par exemple. Si ces crampes deviennent trop fréquentes et gênantes, certains médicaments peuvent vous soulager.

### ➤ *Les troubles urinaires*

Vous avez un besoin plus fréquent d'aller aux toilettes durant votre grossesse, car votre vessie est comprimée. Cela peut vous obliger à vous lever plusieurs fois la nuit. Pensez à limiter vos apports de boissons le soir avant de vous coucher, mais n'oubliez pas de boire au total 2 litres par jour afin de prévenir le risque d'infections urinaires.

Les infections urinaires se manifestent par des brûlures associées à des envies fréquentes d'uriner. Un examen des urines au laboratoire déterminera précisément l'infection et un traitement vous sera prescrit par votre médecin.

L'apparition d'une incontinence urinaire d'effort n'est pas rare en cours de grossesse. Des pertes d'urine surviennent lorsque vous toussez ou faites un effort. Habituellement cette incontinence disparaît après la naissance. Mais c'est malgré tout une bonne raison pour faire correctement votre rééducation périnéale après l'accouchement.

## Vos rendez-vous avec votre médecin ou la sage-femme

• Au cours de ce trimestre, habituellement calme, chaque consultation permet de s'assurer du bon déroulement de votre grossesse. Le médecin ou la sage-femme qui vous suit procède avec vous à une série de vérifications, véritable « check-list » de votre grossesse.

C'est aussi le moment de faire le point sur le vécu de votre grossesse, sur votre entourage, votre épanouissement, vos éventuelles difficultés matérielles. Sachez que, si vous êtes dans une situation difficile, une assistante sociale peut vous aider.

Voici les différentes étapes de l'examen médical :

- Votre médecin vous pose à chaque visite les questions suivantes : Sentez-vous bien l'enfant bouger ? Avez-vous des contractions ? Combien par jour ? Ressentez-vous des brûlures en urinant ?
- Il vous demande de vous peser. Attention, si votre prise de poids est souvent modérée au 1^er^ trimestre, elle s'accélère parfois très rapidement par la suite. Pendant ce trimestre, surveillez votre poids.
- Le contrôle de la tension artérielle fait aussi partie des examens de routine. L'hypertension artérielle étant plus fréquente avec l'âge, sa surveillance doit être stricte.
- L'albumine est systématiquement recherchée dans les urines. En effet, la prééclampsie (voir p. 254) peut débuter par une hypertension ou de l'albumine dans les urines dès la fin du 2^e^ trimestre, bien que cette pathologie se manifeste réellement plus souvent au 3^e^ trimestre.
- La bonne croissance de votre utérus est mesurée à l'aide d'un mètre de couturier. Ce geste, qui peut paraître artisanal, donne en fait une bonne évaluation de la croissance de votre enfant.
- Votre médecin écoute les bruits du cœur de votre bébé.
- Il peut vérifier l'état du col de l'utérus par l'examen vaginal.

• Votre médecin vous demande également d'effectuer un certain nombre d'*analyses de sang*.

- Vous devez faire le test de la toxoplasmose chaque mois si vous n'étiez pas protégée avant votre grossesse.
- Si vous êtes rhésus négatif ou si vous avez reçu antérieurement une transfusion sanguine, une recherche d'agglutinines irrégulières est pratiquée lors de la consultation du 6e mois.
- Le contrôle de votre groupe sanguin est également nécessaire si vous n'aviez eu qu'une seule détermination préalable.
- Une anémie est recherchée par la numération sanguine. Si vous manquez de fer, un traitement vous est prescrit.
- On recherche également une hépatite B (Hbs).
- La recherche d'un diabète se fait habituellement au 6e mois par une prise de sang avec glycémie à jeun (taux de sucre dans le sang). On vous demande de boire un liquide sucré, et une nouvelle prise de sang est ensuite pratiquée (cette ingestion de sucre écœure souvent les femmes enceintes). Il faut habituellement rester au laboratoire entre les deux prises. Beaucoup de médecins conseillent de faire pratiquer cette recherche de façon systématique à partir de 40 ans.

Le plus souvent, le 2e trimestre se déroule normalement et les consultations de routine ne font que confirmer la bonne évolution de votre bébé.

## L'amniocentèse

Si une amniocentèse a été envisagée au 1er trimestre, elle est généralement pratiquée dans le courant du 4e mois (voir p. 88).

## Les complications possibles

Les complications sont rares au 2e trimestre. Le principal risque est celui de fausse couche tardive ou d'accouchement très prématuré.

### ➤ *Une fausse couche tardive*

La fausse couche du 2e trimestre est très différente de celle du 1er trimestre. Elle est bien moins fréquente et n'augmente pas de façon significative avec l'âge.

Le plus souvent, c'est l'ouverture du col qui la provoque. Elle peut être très discrète, aboutir à une rupture des membranes et à l'expulsion de l'enfant qui était encore vivant.

Il arrive, rarement, qu'un décès de l'enfant survienne au 2e trimestre, par exemple à la suite de certaines infections.

Ces fausses couches tardives sont heureusement rares. Elles surviennent dans moins de 1 % des grossesses, mais sont souvent mal vécues. N'hésitez pas à demander une aide psychologique.

### ➤ *Un accouchement très prématuré*

On parle de fausse couche tardive jusqu'à la fin du 5e mois, c'est-à-dire jusqu'à 24 semaines d'aménorrhée. Et d'accouchement très prématuré à partir du 6e mois. Leurs causes communes sont un utérus trop petit ou malformé en raison parfois d'une exposition au Distilbène® (DES) (voir p. 258), un col anormalement ouvert (béance) ou anormalement faible (incompétence).

Dans certains cas, une anomalie de la grossesse peut entraîner cet accident : une augmentation très importante du volume de l'utérus par excès de liquide, une grossesse multiple, ou certaines infections locales.

## Quand faut-il consulter rapidement ?

### ➤ *Vous avez des contractions*

Il est essentiel que vous sachiez reconnaître les contractions utérines.

Une sensation de tension, voire une douleur, se fait sentir sur l'ensemble de l'utérus, qui se « met en boule ».

Ces contractions sont brèves : elles durent habituellement une demi-minute, jamais plus d'une minute. En effet, l'utérus est incapable de se contracter fortement plus longuement Ces contractions sont intermittentes, c'est-à-dire qu'elles s'arrêtent complètement, puis réapparaissent éventuellement quelques minutes ou dizaines de minutes plus tard. L'apparition de contractions utérines durant votre grossesse est normale si elles ne sont pas réellement douloureuses et si vous en avez moins de dix par jour.

Il faut distinguer les contractions utérines des douleurs du bassin beaucoup plus fréquentes. Celles-ci sont localisées dans la partie basse du ventre, en particulier vers le pubis et les creux de l'aine. Elles sont continues et peuvent durer plusieurs dizaines de minutes. Elles sont accrues par la marche et la fatigue. Vous pouvez avoir l'impression que votre « enfant descend ». Il n'en est rien et votre médecin vous rassurera à votre prochaine consultation.

### ➤ *Vous avez des saignements*

Les saignements du 2e trimestre sont le plus souvent très minimes, comme des pertes rosées, ils sont dus à une fragilité du col de l'utérus et sont souvent déclenchés par des rapports sexuels.

Si le saignement est plus important, il faut consulter d'urgence, il peut constituer le premier signe d'une menace de fausse couche.

### ➤ *Vous avez de la fièvre*

Si elle dépasse 38 °C pendant plus de 24 heures, consultez en urgence. Si c'est un épisode de fièvre modérée, signalez-le lors de votre prochaine consultation.

## L'échographie morphologique

Cette échographie est un moment privilégié de la grossesse. Vous êtes parfois déçue parce que cette fois-ci vous ne voyez pas votre bébé en entier comme lors de la première échographie, mais des gros plans sur les différents organes.

Elle est pratiquée habituellement à 22 semaines, soit à 4 mois et demi de grossesse et est réalisée soit par un spécialiste de l'échographie obstétricale, lui-même gynéco-obstétricien, soit par un radiologue spécialisé. Le métier d'échographiste est délicat... En effet, toutes ses paroles sont susceptibles d'être interprétées, parfois à tort, par les parents.

Si l'échographiste dit « là, je vois son bras gauche... », certaines femmes croient que leur bébé n'a peut-être pas de bras droit ! C'est une situation classique.

Mieux vaut laisser le professionnel faire son travail. Ne prêtez pas attention à l'expression de son visage ni à son attitude pendant son observation. Attendez qu'il ait fini l'échographie pour lui poser vos questions et demandez-lui ultérieurement, si vous le souhaitez, des précisions sur son compte rendu.

### ➤ *La croissance de votre bébé*

C'est l'échographie la plus détaillée de la grossesse. L'échographiste effectue des mesures de la tête, de l'abdomen et des membres inférieurs de votre bébé.

Pour évaluer la bonne croissance de votre enfant, ces mesures sont placées sur des courbes de référence. Sur 100 bébés, au même âge de la grossesse, on note le niveau où se situe votre enfant. On exprime le niveau de croissance en percentiles : le 50$^{e}$ percentile représente la moyenne pour son âge. Les enfants sont considérés de dimension normale entre le 10$^{e}$ et le 90$^{e}$ percentile.

### ➤ *Tous ses organes sont visibles*

L'échographiste étudie la morphologie de chaque organe de votre bébé : le cœur, l'abdomen, la tête, la colonne vertébrale, la vessie, les reins… Il est possible de connaître à cette date le sexe de l'enfant si vous le souhaitez et si vous le demandez.

Parfois, des malformations découvertes lors de cette échographie sont évocatrices d'anomalies chromosomiques, elles incitent à pratiquer une amniocentèse et un caryotype de l'enfant s'il n'a pas déjà été fait pour votre âge. Ce sont des signes dits « d'appel ».

## Bien vous préparer à l'accouchement

C'est le moment de vous inscrire dans votre maternité pour une préparation à l'accouchement. Chaque équipe a ses méthodes, et vous pouvez souvent choisir avec les sages-femmes entre différents types de préparations. La préparation à l'accouchement, quelle qu'elle soit, vous permet d'être plus sereine et surtout de participer activement à la naissance de votre bébé le jour J.

C'est aussi le moment de poser toutes vos questions à la sage-femme qui anime le cours et de vous familiariser avec le lieu de votre accouchement, les papas y sont cordialement invités à certaines séances.

Huit séances vous sont remboursées par la Sécurité sociale.

### ➤ *La préparation classique*

La sage-femme décrit en détail ce qui va se passer dans votre corps au moment de votre accouchement. Bien comprendre ces mécanismes permet de ne pas en avoir peur et surtout d'avoir une plus grande confiance en vous.

La sage-femme vous explique également la péridurale, l'épisiotomie, les forceps et la césarienne.

Vous apprenez à pratiquer les exercices de respiration utiles le jour J.

Selon les maternités, un cours peut être réservé à l'allaitement, un autre à la puériculture.

### ➤ *La sophrologie*

La sophrologie doit être pratiquée quotidiennement pour être réellement efficace. Le but est d'arriver à une maîtrise de soi par la suggestion et la relaxation. Vous prenez conscience de chaque partie de votre corps et en particulier de votre bébé.

### ➤ *Le yoga*

Peut-être pratiquez-vous déjà le yoga ? Il vise à obtenir une harmonie entre le corps et l'esprit. Ce travail musculaire complet et en douceur, ainsi qu'une concentration sur votre respiration vous aident à bien vivre les transformations de votre corps. Vous atteignez en outre une meilleure relaxation optimale pour votre accouchement. N'hésitez pas à le poursuivre tout au long de votre grossesse.

### ➤ *L'haptonomie*

L'haptonomie n'est pas réellement une préparation à l'accouchement, mais plutôt l'instauration d'une communication entre le bébé et ses parents. Au cours de ces séances, le papa peut s'investir dans cette nouvelle relation à trois par le toucher du ventre de la mère. Peu à peu, le bébé répond par ses propres mouvements. L'attouchement des mains libère aussi les tensions internes de la mère.

➤ ***La préparation en piscine***

Dans l'eau, votre corps est plus léger. Les mouvements sont pratiqués plus facilement et permettent ainsi un bon développement musculaire. Le massage de l'eau favorise également la relaxation. La préparation en piscine soulage les douleurs lombaires, facilite l'assouplissement du périnée, atténue les problèmes circulatoires.

## Quelles sont les démarches à effectuer au 2e trimestre ?

Si ce n'est pas encore fait, il faut prévoir votre lieu d'accouchement. Vous pouvez aussi commencer à réfléchir au futur mode de garde de votre enfant.

## Vos démarches au 2e trimestre

**• Une visite médicale obligatoire par mois**

– Vous avez une visite médicale obligatoire par mois à partir du 4e mois de grossesse et ce jusqu'à l'accouchement.

– Des analyses sanguines et d'éventuels examens complémentaires vous sont prescrits au fur et à mesure de vos rendez-vous.

– Pour être bien remboursée, n'oubliez pas de coller les étiquettes délivrées par votre assurance-maladie sur vos feuilles de soins.

**• La deuxième échographie prénatale**

La deuxième échographie doit être réalisée entre la 22e et la 24e semaine. C'est l'échographie dite « morphologique » au cours de laquelle l'échographiste vérifie la structure de l'ensemble des organes de votre bébé, ainsi que le bon déroulement de sa croissance.

**• Les cours de préparation à l'accouchement**

Dès le 4e mois de grossesse, inscrivez-vous aux cours de préparation à l'accouchement dans votre maternité.

**• Un mode de garde pour votre enfant**

Renseignez-vous dès à présent sur les modes de garde existants. Si vous optez pour la crèche, inscrivez-vous à la mairie de votre arrondissement ou de votre commune dès que possible. Si vous préférez faire appel à une assistante maternelle, comptez 2 à 3 mois avant le début de la garde pour démarrer votre recherche.

## Les questions le plus souvent posées

**« Quand vais-je sentir mon bébé bouger ? »**

*Vous sentirez votre bébé bouger habituellement au début du 5ᵉ mois, c'est-à-dire lors de la 21ᵉ ou 22ᵉ semaine, pour votre premier enfant. Pour les grossesses suivantes, vous le sentirez à la fin du 4ᵉ mois, c'est-à-dire lors de la 19ᵉ ou 20ᵉ semaine. Vous avez alors la sensation de frôlements, de petites bulles, de pichenettes.*

**« Fille ou garçon ? »**

*Il faut d'abord vous poser la question : est-ce que vous et votre conjoint souhaitez connaître le sexe de votre enfant en cours de grossesse ? Si la réponse est oui, le diagnostic pourra se faire dans deux circonstances. Si un caryotype de votre bébé est pratiqué (par amniocentèse ou prélèvement de villosités choriales), du fait de votre âge ou pour une autre raison, vous pouvez demander à connaître le sexe de votre enfant à ce moment-là si vous le souhaitez. Sinon, l'échographie de 22 semaines d'aménorrhée permet le plus souvent de connaître le sexe, sauf lorsque certaines conditions techniques l'empêchent (position de l'enfant par exemple). Dans tous les cas, c'est à vous de préciser si vous voulez savoir ou non. Vous pouvez aussi changer d'avis : ces informations sont contenues dans le dossier médical.*

**« Est-ce que je risque de perdre mon bébé au 2ᵉ trimestre ? »**

*Alors que les fausses couches sont fréquentes et augmentent avec l'âge au 1ᵉʳ trimestre, celles du 2ᵉ trimestre sont rares, moins de 1 %, et n'augmentent pas avec l'âge.*

*Cette situation est redoutée surtout s'il existe des anomalies de l'utérus (exposition au DES) ou des antécédents de fausses couches tardives. C'est l'une des raisons d'être de la surveillance de la grossesse : vérifier l'absence de contractions et d'ouverture anormales du col.*

**« Comment reconnaître les contractions ? »**
*Il s'agit d'une tension de l'ensemble de l'utérus, qui se met en boule pendant moins d'une minute. Elle se produit de façon intermittente, s'arrête pour réapparaître éventuellement plus tard. Il est normal de ressentir quelques contractions en cours de grossesse. Mais vous ne devez pas en ressentir plus d'une dizaine par jour.*

**« Que faire en cas de fièvre en cours de grossesse ? »**
*Il faut se préoccuper d'une fièvre lorsqu'elle dépasse 38 °C pendant plus de 24 heures. Dans cette situation, il faut penser à la listériose, qui se manifeste par un tableau de « grippe », ou à une infection urinaire qui est associée à des brûlures en urinant. On peut aussi rencontrer toute autre cause de fièvre.*
*Si vous êtes prise par une telle fièvre en cours de grossesse, consultez sans attendre afin d'identifier la cause et débuter si nécessaire un traitement.*

**« À quoi sert l'échographie du 2e trimestre ? »**
*Cette échographie, pratiquée habituellement à 22 semaines (4 mois et demi), est la plus détaillée. Elle passe en revue les différents organes de votre bébé. Si vous le souhaitez, vous pouvez à ce stade savoir si vous attendez une fille ou un garçon. L'échographie permet de détecter la plupart des malformations importantes, mais pas la totalité.*

**« Quelles sont les indications d'un cerclage ? »**

*Le cerclage est une petite intervention qui permet de renforcer le col de l'utérus par un fil ou une bandelette. Il se pratique à la fin du 1^er^ trimestre ou au début du 2^e^ trimestre dans certains cas d'antécédents d'accidents de fausse couche du 2^e^ trimestre, d'accouchement prématuré, d'anomalies de l'utérus (trop petit), ou du col de l'utérus (béance ou incompétence).*

CHAPITRE 6

# *Les trois derniers mois*

C'est le trimestre de l'arrivée à maturité de votre bébé. Des échanges avec le monde extérieur commencent à s'ébaucher.

Le 3$^{e}$ trimestre va de la 28$^{e}$ à la 41$^{e}$ semaine. En réalité, l'enfant est considéré comme à terme à partir de la 37$^{e}$ semaine, c'est-à-dire à la fin du 8$^{e}$ mois de grossesse.

## Bébé achève sa maturation

### ➤ *Vous communiquez avec lui*

Ce trimestre est celui de la communication et du tissage de nouveaux liens affectifs entre votre enfant et vous. Une complicité s'établit entre vous deux, vous êtes maintenant bien habitués l'un à l'autre. De votre côté, vous commencez à vous projeter dans votre nouveau statut de mère.

Le système nerveux de votre enfant fonctionne de mieux en mieux, même s'il progresse encore après la naissance. Il entend les bruits de son environnement immédiat, il devient de plus en plus sensible à votre voix, il entend vos battements cardiaques. On a pu démontrer qu'il existe une continuité entre cette perception pendant la grossesse et après la naissance.

Il est aussi capable, à un degré moindre, d'entendre les bruits extérieurs, surtout s'ils sont dans une tonalité grave, comme la voix de son père par exemple. On a aussi remarqué que le bébé reconnaît certains thèmes musicaux après sa naissance.

Votre bébé est aussi sensible aux pressions, aux caresses sur votre ventre et réagit à toutes ces sollicitations en se déplaçant.

La vision de votre bébé se met en place. On a pu remarquer qu'une lumière vive venant de l'extérieur le fait réagir.

Le goût des aliments que vous consommez lui est transmis par le liquide amniotique. Ainsi, votre bébé prend déjà quelques habitudes culinaires. Il peut avoir repéré certains aliments et les préférer dès sa naissance. Le curry consommé par les mères indiennes est l'un des classiques reconnus par les bébés.

Il se prépare à sa nouvelle vie.

Durant ce trimestre, votre bébé grossit de 15 à 30 g par jour, ce qui le conduit à peser à terme en moyenne entre 3 et 3,5 kg. Le poids de naissance « normal » se situe entre 2,5 et 4 kg.

Les mouvements de votre enfant sont de mieux en mieux coordonnés. Il bouge un peu moins à la fin du 3$^{e}$ trimestre car il a moins de place. Habituellement, il s'installe la tête en bas au cours du 8$^{e}$ mois. Le visage s'affine et s'embellit pour être prêt à la naissance lors des présentations officielles.

La plupart de ses organes fonctionnent normalement. Ses poumons mûrissent, ils s'équipent d'un enduit, le surfactant, qui permettra la respiration à l'air libre. La maturité du poumon et en particulier la présence de surfactant en

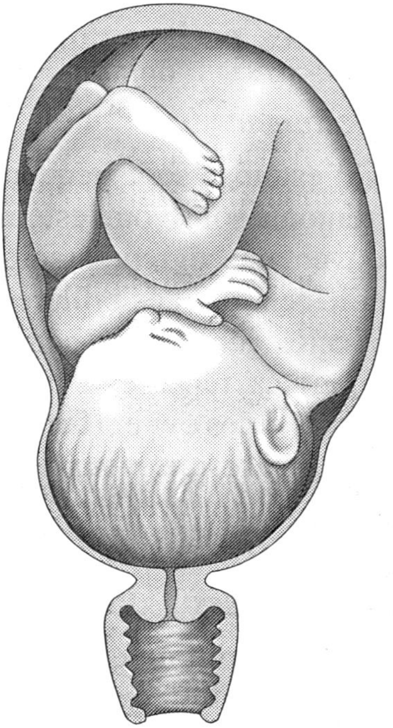

Grossesse à terme,
le bébé est bien positionné, la tête est en bas et le col est fermé.

quantités suffisantes conditionnent le devenir des enfants prématurés. Son cœur est formé et prêt à modifier son système de circulation dès la naissance.

### ➤ *Le placenta et le liquide amniotique*

Le placenta continue d'augmenter de volume. Le liquide amniotique acquiert des propriétés bienfaisantes, en particulier une propriété antibactérienne en fin de grossesse, protégeant ainsi l'enfant des infections.

## Les petits maux

### ➤ *Les brûlures d'estomac*

Les brûlures d'estomac sont fréquentes en fin de grossesse car le bébé remonte sous votre estomac et le comprime. Vous ressentez souvent une aigreur, assortie de régurgitations acides qui se manifestent par des brûlures dans l'œsophage.

Pour limiter cette gêne, vous pouvez fractionner vos repas en petites quantités, repérer les aliments qui occasionnent ces désagréments et les éviter (fritures, aliments épicés, boissons gazeuses...). Lorsque vous vous couchez le soir, surélevez votre tête avec un oreiller supplémentaire.

### ➤ *La fatigue et les malaises*

Tout votre corps fournit un effort supplémentaire pour cette fin de grossesse. Votre cœur a une activité de 40 % supérieure à ce qu'elle est en dehors de la grossesse. Il est donc tout à fait possible que vous vous sentiez plus fatiguée. Les douleurs que vous ressentez depuis quelques mois, et en particulier les douleurs dorsales, ont pu s'accentuer et contribuer à vous fatiguer.

Cette fatigue peut aussi être due à une anémie. Le contrôle sanguin réalisé au cours du 6e mois permet de la dépister et, le cas échéant, de mettre en route un traitement

Parfois, lorsque vous êtes allongée sur le dos, vous pouvez avoir une sensation de perte de connaissance imminente. Ceci est dû à la compression de la veine cave (vaisseau qui ramène le sang au cœur) par le bébé, cela n'a aucune gravité. Il suffit de vous tourner sur le côté gauche. Pour cette raison, évitez de vous coucher sur le dos en fin de grossesse.

### ➤ *Les œdèmes*

En fin de grossesse, vos pieds et vos chevilles peuvent gonfler en fin de journée, surtout en période de chaleur. Ces œdèmes s'expliquent par la dilatation des vaisseaux. Ce désagrément reste le plus souvent anodin.

Des petits moyens peuvent vous soulager : surélevez les pieds de votre lit ou votre matelas, arrosez vos jambes à l'eau fraîche de temps en temps, portez des bas de contention

Si un œdème apparaît soudainement en fin de grossesse et s'étend à l'ensemble du corps, notamment aux doigts et au visage, il faut rechercher une hypertension artérielle et la présence d'albumine dans les urines, cela pourrait être le signe d'une prééclampsie (voir p. 254). Vous devez alors consulter.

### ➤ *Les vergetures*

Les vergetures sont des stries violacées plus ou moins foncées qui apparaissent surtout au dernier trimestre de la grossesse sur le ventre, les hanches, les seins. Elles sont dues à une rupture des fibres élastiques de la peau, sous l'effet combiné de la sécrétion de cortisone et de la distension de la peau. Privilège de l'âge, elles sont moins fréquentes après 35 ans. Elles sont favorisées par une prise de poids trop brutale ou par une grossesse multiple. Après la naissance, elles s'atténuent, mais ne disparaissent pas totalement.

De nombreuses crèmes, censées en limiter l'apparition, sont vendues à des prix parfois élevés dans le commerce, mais aucune n'a réellement prouvé son efficacité. Ces crèmes peuvent par ailleurs perturber les échographies.

C'est pourquoi vous devez arrêter de les appliquer au moins 8 jours avant vos examens échographiques. Pour pallier la sécheresse cutanée, vous pouvez simplement utiliser de l'huile d'amande douce.

### ➤ *Les taches brunes*

Une ligne foncée verticale peut apparaître entre votre nombril et votre pubis. Elle est liée à l'augmentation de certaines hormones en cours de grossesse, qui rendent plus apparente la pigmentation naturelle de la peau. Il en est de même pour certaines taches brunes sur votre visage ou sur votre corps qui deviennent plus foncées en cours de grossesse. Sur le visage, la pigmentation peut, sous l'effet du soleil, donner un aspect irrégulier sur les joues, le masque de grossesse.

Si vous constatez qu'un de vos grains de beauté se transforme radicalement, consultez un dermatologue.

## Vos rendez-vous avec votre médecin ou la sage-femme

• Les consultations obligatoires permettent de surveiller la bonne évolution de votre grossesse.

Votre médecin ou la sage-femme vous posent à chaque consultation les questions qui leur permettent de s'assurer du bon déroulement de votre grossesse :

- Comment se passe votre grossesse ? Vous sentez-vous en forme ?
- Que s'est-il passé depuis votre dernière consultation ?
- Sentez-vous bien bouger votre bébé ?

Il est naturel que ses mouvements soient plus réduits en fin de grossesse, mais vous devez le sentir bouger tous les jours. Si vous ne sentez plus ses mouvements pendant 12 heures, consultez.

- Avez-vous eu des pertes de sang ?
- Avez-vous des contractions ? Vous ne devez pas en avoir plus de 10 par 24 heures.
- Ressentez-vous des brûlures en urinant ?
- Avez-vous des pertes liquides anormales ?

Outre la mesure de votre tension artérielle et le contrôle de votre prise de poids (qui ne doit pas dépasser 1,5 kg par mois au dernier trimestre), l'écoute des bruits du cœur de votre bébé est systématique, mais vous impressionne moins maintenant que vous le sentez bouger.

Votre médecin mesure votre hauteur utérine : entre le pubis et le fond de l'utérus, s'assurant ainsi de la bonne croissance de votre bébé.

L'utérus est maintenu par les muscles abdominaux, donnant d'une femme à l'autre une silhouette très différente. Si les muscles sont toniques, l'utérus se développe vers le haut. Dans le cas contraire, l'utérus bascule en avant, donnant parfois un aspect de gros ventre, ventre qui peut être impressionnant sans être pour autant anormal.

Le toucher vaginal permet d'évaluer l'état du col utérin. Celui-ci se ramollit, se raccourcit et s'entrouvre en toute fin de grossesse. Tout cela signe la préparation progressive de l'accouchement.

L'examen du bassin se fait aussi en fin de grossesse par le toucher vaginal. Il donne une idée approximative des dimensions du bassin. Il est destiné à repérer les bassins étroits qui pourraient rendre l'accouchement difficile.

À partir du 8e mois, on s'intéresse à la position du fœtus : a-t-il la tête en bas ? Ou est-il en position de siège ?

Certains médecins prescrivent aux femmes enceintes de la vitamine D au cours du dernier trimestre, afin d'éviter une baisse de calcium chez le nouveau-né. Ce type de prescription est en cours d'évaluation. Enfin, une prescription de fer est généralement envisagée en cas d'anémie.

• Votre médecin vous demande également d'effectuer un certain nombre d'*analyses de sang*.

Le contrôle de la toxoplasmose continue d'être pratiqué systématiquement tous les mois si votre test est négatif ainsi que la recherche de sucre et d'albumine dans les urines.

Au 8e et au 9e mois, on recherche dans le sang la présence d'agglutinines irrégulières chez les femmes rhésus négatif ou ayant été antérieurement transfusées.

Un prélèvement vaginal à la recherche du streptocoque B peut être effectué.

## La consultation d'anesthésie

Cette consultation au cours du 8e mois est l'occasion pour vous d'être informée des différents moyens de soulager les douleurs de l'accouchement. Vous aurez peut-être une anesthésie péridurale ou éventuellement générale, par exemple en cas de césarienne d'urgence.

Rendez-vous à cette consultation avec vos questions. Éclairée par les informations que vous donne l'anesthésiste, vous choisirez en toute liberté le niveau d'aide dont vous souhaitez bénéficier.

Si vous souhaitez une anesthésie péridurale, l'anesthésiste vous prescrira un bilan de coagulation.

## L'échographie du 3e trimestre

Prévoyez au cours du 7e mois de grossesse votre rendez-vous pour l'échographie des 32 semaines (fin du 7e mois).

### ➤ *La croissance de votre bébé*

Les mesures de l'enfant donnent une évaluation globale de sa croissance, mais on ne peut cependant pas évaluer le poids du bébé avec précision. Ces mesures permettent surtout de détecter un poids excessif ou un faible poids témoignant d'un retard de croissance intra-utérin. Dans les deux cas, des précautions seront prises avant l'accouchement.

### ➤ *La position de votre bébé*

L'échographie permet de bien voir la position de votre bébé, ce qu'on appelle sa présentation. Il peut avoir la tête en bas, c'est la présentation céphalique, la tête en haut, il est alors en siège, ou être de travers, c'est la présentation transverse. Dans ces deux derniers cas, votre médecin prendra une décision pour votre accouchement et envisagera éventuellement une césarienne.

### ➤ *Le placenta*

Si votre placenta est situé assez bas, vous devrez réduire votre activité et vos déplacements afin de limiter le risque d'hémorragies. Il est préférable que vous restiez désormais à proximité de votre lieu d'accouchement.

### ➤ *Le liquide amniotique*

L'excès ou l'insuffisance de liquide est systématiquement recherché.

### ➤ *D'éventuelles malformations*

Certaines malformations ne sont détectées qu'au cours de la troisième échographie. C'est le cas de certaines malformations urinaires, intestinales, cardiaques, cérébrales. Leur découverte nécessite une prise en charge adaptée pour la fin de grossesse et la naissance. Il est préférable de connaître ces particularités qui permettront, par exemple, de consulter un pédiatre spécialiste et de mieux accueillir l'enfant à la naissance.

## Dans quel cas avez-vous besoin d'une surveillance rapprochée ?

### ➤ *Une échographie supplémentaire*

L'échographie de 32 semaines peut être avancée :

- Si la croissance de votre bébé a été jugée insuffisante lors de l'échographie du 2e trimestre.
- Si votre placenta était bas inséré au 2e trimestre.
- Si c'est une grossesse multiple.

Une échographie supplémentaire peut aussi être nécessaire dans certaines situations d'urgence telles que des pertes de sang au 3e trimestre.

Elle peut être demandée pour compléter celle des 32 semaines. C'est le cas lorsque :

– La croissance du bébé a été jugée faible.
– Pour réévaluer sa présentation lorsque l'examen clinique simple est difficile (par exemple, en cas d'excès de poids).
– Pour vérifier la position du placenta s'il était encore bas à 32 semaines d'aménorrhée.

### ➤ *Le tracé du rythme cardiaque de votre bébé*

Cet examen enregistre simultanément à l'aide de capteurs les battements cardiaques de votre bébé et vos contractions utérines. Le tracé s'effectue habituellement pendant quelques dizaines de minutes et permet d'évaluer la bonne vitalité de votre enfant et sa bonne oxygénation. Il est effectué si la croissance est jugée insuffisante ou lorsque les mouvements que vous percevez paraissent diminués ou encore en cas de dépassement du terme.

Il permet aussi d'évaluer la réalité des contractions utérines dans le cas d'une menace d'accouchement prématuré.

### ➤ *La radio du bassin*

La radio du bassin (radiopelvimétrie) mesure précisément les dimensions de votre bassin. Elle est pratiquée par exemple lorsqu'on envisage un accouchement par les voies naturelles avec une présentation par le siège, pour s'assurer que la tête pourra passer.

### ➤ *La version de l'enfant*

Dans 4 % des grossesses, l'enfant est encore en présentation par le siège, c'est-à-dire les fesses en bas et la tête en haut, à la fin du 8e mois. Il est alors possible de l'aider à se retourner et à se mettre en position pour la sortie. Des massages et pressions de l'enfant à travers la paroi abdominale, sous surveillance échographique, permettent de pratiquer cette version avec succès une fois sur deux.

Une prévention rhésus est faite après la version si vous êtes de rhésus négatif.

## Quand faut-il consulter rapidement ?

Certains signes doivent attirer votre attention et vous amener à consulter.

| **Les signes…** | **Leurs possibles significations…** |
| --- | --- |
| Contractions anormales supérieures à 10 par 24 heures. | Prématurité. |
| Début brutal de contractions fortes. | Hématome rétroplacentaire (décollement du placenta). |
| Pertes de sang. | Placenta praevia (inséré bas), hématome rétroplacentaire, fragilité du col. |
| Perte du bouchon muqueux (glaire avec un peu de sang). | Début d'accouchement, parfois prématuré. |
| Écoulement de liquide. | Perte des eaux (écoulement abondant qui se répète) ou sécrétions vaginales importantes parfois liées à une infection, incontinence urinaire. |
| Maux de tête importants nouveaux, mouches volantes, bourdonnements d'oreilles. | Prééclampsie (voir p. 157). |

## Les complications possibles

Même si certaines complications augmentent après 35 ans, elles demeurent heureusement rares. Ne vous laissez pas trop impressionner par la liste qui suit. Elle est seulement destinée à vous informer, pour vous aider à repérer certaines particularités et à les signaler en consultation, ou consulter d'urgence dans certains cas.

### ➤ *La prématurité*

On parle de prématurité lorsque l'accouchement a lieu avant 37 semaines d'aménorrhée. Ce risque augmente légèrement avec l'âge maternel, si vous avez une malformation de l'utérus, mais aussi si vous avez déjà eu un accouchement prématuré, ou si vous attendez des jumeaux.

La menace d'accouchement prématuré se manifeste par l'apparition de contractions anormales, de pertes de sang ou par la perte des eaux. Dans tous ces cas, il faut évidemment consulter en urgence.

### ➤ *L'hypertension artérielle et la prééclampsie*

L'hypertension est repérée habituellement lors de la consultation.

Certains signes doivent cependant attirer votre attention : un œdème important des chevilles, des doigts et du visage, une prise de poids supérieure à 1 kg en une semaine, des maux de tête apparus soudainement, des douleurs en barre au niveau de l'estomac, une vision modifiée avec sensation de mouches volantes, des bourdonnements d'oreilles.

Comme on l'a vu, la surveillance de la tension artérielle et de la présence éventuelle d'albumine dans les urines est systématique à chaque consultation mensuelle. Si vous avez un risque supplémentaire connu de développer cette pathologie, la surveillance peut être plus rapprochée

### ➤ *Le retard de croissance*

La mesure régulière de la hauteur utérine et l'échographie à 32 semaines d'aménorrhée sont les éléments objectifs de la croissance de votre bébé. Si ces éléments ne correspondent pas aux chiffres habituels pour chaque mois, une prise en charge particulière sera nécessaire, par exemple en effectuant des tracés du rythme cardiaque de votre bébé pour s'assurer de sa bonne vitalité.

### ➤ *Le placenta praevia ou bas situé*

Cela arrive plus fréquemment avec l'âge. Le placenta est situé en partie ou en totalité sur la partie basse de l'utérus où se trouve l'orifice du col qui doit se dilater au moment de l'accouchement. Lors des contractions, cette ouverture du col peut entraîner un petit décollement du placenta et une hémorragie. Il arrive souvent qu'un placenta soit bas à l'échographie de 22 semaines, et en position normale à 32 semaines.

### ➤ *L'hématome rétroplacentaire*

Il s'agit d'un décollement du placenta de l'utérus qui peut survenir dans le cadre d'une hypertension, mais aussi « sans raison particulière ». Il se manifeste essentiellement par un saignement. Le début peut être brutal et se manifester par des contractions et une tension de l'abdomen. Dans ces cas, il faut consulter d'urgence.

### ➤ *Le dépassement de terme*

Il peut arriver que l'enfant ne soit pas né à la date prévue. Il est alors menacé par un mauvais fonctionnement du placenta qui a « vieilli ».

Donc, si vous n'avez pas accouché à la date théorique, il est essentiel de consulter. Une surveillance est mise en place ou un déclenchement est décidé.

## Quelques conseils

- Pour vous, c'est le moment de compléter votre préparation à l'accouchement. Profitez aussi de ces moments de liberté pour vous faire plaisir (sortie, cinéma, coiffeur...).
- Le choix du prénom : il est temps de penser au prénom et aux faire-part.
- Préparez les numéros de téléphone des taxis et ambulances que vous aurez ainsi sous la main si nécessaire.
- Organisez votre absence à venir pour votre conjoint et vos autres enfants.
- N'en faites cependant pas trop et arrivez reposée à l'accouchement.
- À partir du 7$^{e}$ mois de grossesse, il faut éviter de faire de longs voyages. Durant les six dernières semaines, mieux vaut rester à proximité de votre lieu d'accouchement. Vous évitez ainsi d'improviser un accouchement dans un hôpital où vous n'êtes pas connue. En effet, l'accouchement peut se manifester à tout

moment par la perte des eaux, vous obligeant à accoucher là où vous vous trouvez.

## Préparez votre valise pour la maternité

### ➤ *Les documents à ne pas oublier*

Prévoyez une enveloppe avec les papiers indispensables le jour J : livret de famille et pièce d'identité, étiquettes de la Sécurité sociale, carte Vitale, derniers résultats d'examens, carte de groupe sanguin, pour les non-résidents un acte de mariage en français.

### ➤ *Le petit sac pour la naissance*

- Pour bébé : 1 body en coton, 1 brassière ou 1 gilet chaud, 1 pyjama, 1 paire de chaussettes ou des chaussons, 1 serviette éponge.
- Pour vous : 1 grand tee-shirt en coton, 1 gilet, 1 paire de chaussettes, 1 brumisateur, éventuellement des livres, de la musique…

Éventuellement, pour la personne qui vous accompagne, de quoi se restaurer.

### ➤ *Le nécessaire pour votre séjour avec bébé*

Le plus souvent, votre maternité vous fournit une liste des vêtements et produits de soins à emporter avec vous pour l'accouchement et les premiers jours. Voici l'essentiel de ce dont vous aurez besoin.

– Pour bébé : prévoyez environ 4 à 6 bodies et 4 à 6 pyjamas, 2 brassières chaudes ou gilets, des chaussettes ou chaussons, des bavoirs, un bonnet et un surpyjama ou une combinaison pour la sortie selon la saison, trois serviettes de toilette.
– Pour vous : prenez vos affaires de toilette et quelques tenues agréables pour vous sentir belle lors des visites, des chemises de nuit ou pyjamas pour la nuit, des chaussons, des culottes jetables (Surgifix en filet), des serviettes de toilette. Si vous souhaitez allaiter, il vous faut aussi un ou deux soutiens-gorge d'allaitement, une crème de soins pour les seins, des coquilles recueil-lait ou des coussinets d'allaitement en coton. Ajoutez éventuellement un oreiller ou un coussin d'allaitement, des bouchons d'oreilles (boules Quies), un réveil ou une montre, de quoi écrire…
– Renseignez-vous auprès de votre maternité afin de savoir si vous devez prévoir les couches pour bébé et les serviettes hygiéniques pour vous.

## Le congé de paternité

### ➤ *Qui a droit au congé paternité ?*

Le congé paternité est accordé aux pères depuis le 1er janvier 2002 à l'occasion de la naissance ou de l'adoption d'un enfant. Il concerne les pères actifs et les chômeurs indemnisés.

Le père doit être immatriculé à la Sécurité sociale depuis 10 mois au moment du congé. Il doit avoir travaillé au moins 200 heures lors des 3 mois précédant le congé ou avoir cotisé sur un salaire au moins égal à 1 015 fois le

SMIC horaire (soit 1 015 × 7,61 € = 7 724,15 €) au cours des 6 mois précédant son congé.

### ➤ *Quelle est la durée du congé paternité ?*

La durée du congé paternité est de 11 jours calendaires (c'est-à-dire consécutifs sur le calendrier) pour la naissance d'un enfant et de 18 jours calendaires pour une naissance multiple.

Ce congé s'ajoute aux 3 jours de congé déjà accordés au père pour une naissance, et qui doivent être pris dans les 3 jours précédant ou suivant la naissance.

### ➤ *Quand doit être pris le congé paternité ?*

Le congé paternité doit être pris dans les 4 mois suivant la naissance de l'enfant. En cas d'hospitalisation de l'enfant, le congé peut être décalé dans le temps. Il peut être raccourci mais pas fractionné.

### ➤ *Quelle est l'indemnité journalière paternité ?*

Elle est égale au salaire journalier de base, calculé sur la moyenne des salaires nets des 3 mois précédant le congé, dans la limite du plafond de la Sécurité sociale.

### ➤ *Les démarches à effectuer par le père*

Le père doit informer son employeur par lettre recommandée avec AR *au moins 1 mois avant le début du congé*. L'employeur remplit alors une attestation de salaire qu'il adresse à la caisse primaire d'assurance-maladie du père.

Le père doit aussi justifier de la filiation de son enfant auprès de sa caisse d'assurance-maladie en lui adressant une copie du livret de famille à jour, ou, le cas échéant, une copie de l'acte de reconnaissance, ainsi qu'une copie de l'acte de naissance de l'enfant.

## Vos démarches au 3e trimestre

**• Une visite médicale obligatoire par mois**

Cette visite mensuelle peut être assurée par une sage-femme ou par un médecin.

**• Votre congé maternité**

Au cours de votre 8e mois de grossesse, c'est le moment d'envoyer à la Sécurité sociale une attestation d'arrêt de travail remplie et signée par votre employeur.

## Les questions le plus souvent posées

**« Je ne sens plus mon bébé bouger. Est-ce grave ? »**
*Les mouvements de l'enfant sont très variables d'une grossesse à l'autre et selon les moments de la journée. Votre bébé bouge moins lorsqu'il dort, ce qui est fréquent. Ses mouvements diminuent aussi de façon habituelle en fin de grossesse. Vous le sentez mieux lorsque vous êtes en position allongée, surtout après les repas. Il faut consulter en l'absence de mouvements pendant une douzaine d'heures.*

**« Mon bébé bouge beaucoup. Est-ce inquiétant ? »**
*Non. Des mouvements fréquents sont un signe de bonne vitalité de l'enfant. Des mouvements brefs rythmés peuvent être le signe d'un hoquet, qui n'a rien d'inquiétant.*

**« Que faire en cas de saignements au 3^e^ trimestre ? »**
*S'il s'agit de traces de sang minimes, attendez la prochaine consultation. En cas de saignement notable, consultez d'urgence.*

**« Qu'est-ce que la perte du bouchon muqueux ? »**
*Il s'agit de l'expulsion de glaire avec quelques filets de sang. La perte du bouchon muqueux peut annoncer l'accouchement dans les jours à venir. Mais c'est un signe infidèle car il n'est pas constaté systématiquement. Son apparition n'a pas de réelle valeur pour préciser la date d'accouchement.*

**« Je ressens des contractions. Est-ce normal ? »**
*Il est acceptable que vous perceviez jusqu'à une dizaine de contractions par 24 heures. Si ce chiffre est dépassé, vous devez consulter.*

**« Que faire en cas de brûlures en urinant ? »**
*Il peut s'agir d'une infection urinaire. Des bandelettes urinaires vendues en pharmacie que vous trempez dans vos urines peuvent préciser si des leucocytes et nitrites sont présents dans vos urines, ce qui témoignerait d'une infection. C'est l'examen au laboratoire qui permettra de l'affirmer ou de l'infirmer. En cas d'infection, un traitement est nécessaire.*

**« Que signifie la présence de protéines ou albumine lors du test avec la bandelette urinaire ? »**
*Il peut s'agir d'un signe de prééclampsie (voir p. 157). Si cela se confirme, il faut consulter.*

**« Est-il normal qu'un écoulement de liquide se produise au niveau de mes seins ? »**
*Il n'est pas rare en effet qu'un tel écoulement se produise. Ce n'est pas anormal. Signalez-le simplement lors de votre prochaine consultation.*

CHAPITRE 7

# *La naissance et les premières semaines de votre bébé*

L'accouchement se déroule habituellement sans problème particulier, comme vos accouchements précédents si vous avez déjà des enfants. Cependant on a noté qu'après 35 ans, il peut durer un peu plus longtemps, on utilise un peu plus souvent le forceps ou la ventouse et les césariennes sont plus fréquentes.

## Quand partir pour la maternité ?

« C'est pour bientôt ? » est l'une des questions classiques des femmes enceintes, souvent inquiètes à l'idée de ne pas sentir la mise en route de leur accouchement. Malheureusement aucun élément fiable ne permet de prédire ce moment.

### ➤ *La date officielle de l'accouchement*

Comme nous l'avons vu (voir p. 76), en France, la grossesse se compte en mois et la date présumée de l'accouchement se trouve 9 mois après le jour de la fécondation, soit après 41 semaines. Par exemple, si on considère que votre grossesse a débuté le 10 janvier, votre date d'accouchement présumée est le 10 octobre.

On parle d'« accouchement à terme » entre 37 et 41 semaines d'aménorrhée, c'est-à-dire au cours du 9$^{e}$ mois (voir p. 76). Avant la 37$^{e}$ semaine d'aménorrhée révolue, il s'agit d'un accouchement prématuré, après 41 semaines, on parle d'accouchement post-terme ou de terme dépassé. Si vous n'avez toujours pas accouché à cette date, il faut consulter.

### ➤ *Les contractions*

Comment les femmes enceintes définissent les contractions ? C'est une sensation de tension de l'utérus qui « se met en boule ». Vous en avez peut-être déjà ressenti durant votre grossesse. Elles sont nettement plus fortes pour l'accouchement. Des douleurs dorsales s'y associent parfois ou même sont ressenties seules.

Les contractions durent 20 à 40 secondes. Leur rythme est une bonne indication du début de l'accouchement. Elles peuvent être d'abord très espacées, par exemple toutes les 20 minutes, puis se rapprocher peu à peu, mais elles se succèdent parfois d'emblée toutes les 5 minutes par exemple.

Si les contractions sont régulières, espacées de moins de 10 minutes pendant une heure, il s'agit probablement d'un début de travail. Notez bien l'intervalle d'une contraction à l'autre afin de vous repérer.

### ➤ *La perte des eaux*

C'est une perte abondante de liquide tiède qui a l'aspect de l'eau, plus rarement il est teinté de couleur verte. Elle est abondante, l'équivalent de plusieurs cuillerées à soupe, voire d'un verre d'eau. Ne soyez pas inquiète pour votre bébé : il lui reste encore suffisamment de liquide, puisqu'il y en a plus d'un litre dans votre utérus. Parfois la perte des eaux est modérée et intermittente et donc moins nette. Dans tous les cas, il est préférable de partir à la maternité, de préférence allongée.

Cette perte des eaux correspond à la rupture des membranes qui entourent votre bébé dans le liquide amniotique. Elle suit habituellement les premières contractions. Si la rupture des membranes se produit avant le début des contractions, celles-ci peuvent apparaître aussitôt après ou plus tard.

### ➤ *Le bouchon muqueux*

Ce bouchon est constitué de glaires présentes dans le col de l'utérus et il a un rôle de défense contre les infections. Son expulsion est accompagnée généralement par un petit filet de sang. Ce signe n'a pas grande valeur, car certaines femmes ne le repèrent pas.

Si cette perte du bouchon muqueux a lieu, elle annonce probablement un accouchement dans les jours qui viennent. Mais ce n'est pas un argument suffisant pour partir à la maternité.

## Comment savoir si votre accouchement a vraiment commencé

Avant de vous mettre en route pour la maternité, prenez en compte ce qui vous a été dit lors de la dernière consultation : votre col était-il très ouvert ? Avez-vous déjà accouché rapidement auparavant ? Pensez aussi aux conditions de déplacement : distance, embouteillages… ? C'est peut-être une fausse alerte, un « faux travail », les contractions apparaissent, mais disparaissent assez vite. En cas de doute, téléphonez ou consultez la sage-femme ou le médecin de garde à la maternité. Mieux vaut venir trop tôt, quitte à repartir chez vous, qu'arriver en catastrophe très tard.

**Vrai ou faux début d'accouchement ?**

| **Signes** | **Vrai travail** | **Faux travail** |
|---|---|---|
| Les contractions. | Elles sont régulières. | Elles sont irrégulières. |
| Les espaces entre les contractions. | Les contractions sont de plus en plus rapprochées. | Les contractions ne se rapprochent pas, voire s'espacent au contraire. |
| L'intensité des contractions. | Elle augmente. | Elle n'évolue pas. |
| La localisation des contractions. | Les contractions touchent l'ensemble de l'abdomen et le dos. | La localisation varie. |
| Bain chaud (sauf si rupture des membranes). | Les contractions continuent. | Les contractions se calment. |
| Au niveau du col (information que vous n'avez pas). | Effacement puis dilatation du col. | Pas de changement. |

Votre valise et celle de votre bébé sont prêtes. Vous pouvez prendre une douche ou un bain. Si vous avez déjà perdu les eaux, il faut éviter le bain. Il ne faut ni boire ni manger, au cas où une anesthésie serait nécessaire.

Prévoyez à l'avance le moyen de transport que vous utiliserez pour vous rendre à la maternité. Il n'est pas prudent de conduire si vous êtes déjà en plein travail ! Si vous savez à l'avance que votre conjoint risque de ne pas être disponible, prévoyez l'aide d'un membre de votre famille ou d'un(e) ami(e).

Quoi qu'il en soit, il est toujours plus prudent de connaître les numéros d'ambulances de votre quartier. Certains taxis refusent de se déplacer s'ils savent qu'ils doivent transporter une femme en train d'accoucher. En cas d'urgence, si l'accouchement semble imminent, il faut appeler les pompiers (le 18) ou le SAMU (le 15).

## Les douleurs de l'accouchement

Aujourd'hui, la douleur de l'accouchement peut être maîtrisée tout en respectant les femmes qui ne veulent pas médicaliser leur accouchement. Certaines femmes ont la capacité de maîtriser leur douleur et c'est pour elles une grande satisfaction personnelle. Mais une douleur excessive, mal contrôlée peut aussi causer un vrai traumatisme, qui risque de retentir sur votre relation avec votre enfant ou avec votre conjoint.

### ➤ *« Tu n'accoucheras plus dans la douleur »*

La tradition était dans l'Antiquité d'accepter la douleur comme une fatalité. Depuis, les idées et l'attitude des autorités religieuses ont évolué. Au XIX^e^ siècle, le clergé britannique considérait que la douleur de l'accouchement était une création de Dieu qu'il fallait accepter. Mais la reine Victoria, qui avait sa personnalité, avait décidé de profiter de la récente découverte de l'anesthésie pour son accouchement, c'est ce qu'on appela l'anesthésie « à la Reine ». L'opposition du clergé britannique s'est alors clairement atténuée… « Tu accoucheras dans la douleur. » Cette phrase a longtemps marqué et reste encore gravée dans certains esprits. Pourtant le pape Pie XII lui-même, recevant dans les années 1950 des tenants de l'accouchement sans douleur, avait bien précisé les choses : « Il faut utiliser les biens de la terre pour soulager le travail et la souffrance des humains. » Il donnait ainsi son plein accord pour l'utilisation des moyens de lutte contre la douleur.

Aujourd'hui, peu nombreux sont ceux qui considèrent encore que la douleur est nécessaire pour « mériter » son enfant. Le corps médical a appris à prendre en compte cette douleur.

L'équipe médicale est là pour mettre à la disposition de chaque femme les moyens adaptés afin de la soulager si elle le souhaite.

### ➤ *Une douleur différente pour chaque femme*

La douleur de l'accouchement est liée à la tension de l'utérus et des tissus lors des contractions et de la descente de l'enfant. Les conditions du début de l'accouchement comptent beaucoup : l'état de dilatation du col en début d'accouchement, sa souplesse, l'efficacité des contractions…

#### *Le niveau de douleur*

Le niveau de douleur de votre accouchement n'est pas prévisible, d'où l'intérêt de prévoir des moyens adaptés à chaque cas le moment venu car la douleur est différente pour chaque femme et pour chaque accouchement. La douleur est certes globalement moins importante pour les accouchements suivant le premier, mais il n'est pas exact de dire que ces accouchements se passent de façon indolore. Les mêmes moyens d'aide doivent être disponibles.

On constate que dans 15 % des cas une femme peut accoucher sans ressentir aucune douleur.

Dans 35 % des cas, cette douleur est considérée comme acceptable, parce qu'elle est légère ou parce que la femme sait la maîtriser.

Dans 30 % des cas, la douleur est considérée comme très intense.

Dans les 20 % restants, elle est qualifiée d'extrême.

Au total, 50 % des accouchements sont considérés comme très ou trop douloureux.

Si l'on compare les douleurs décrites lors de l'accouchement à celles d'autres événements par exemple des coliques néphrétiques, celles de l'accouchement sont parmi les plus élevées.

C'est bien sûr vous seule qui pouvez évaluer le niveau de votre douleur. Il importe donc que vous soyez écoutée par l'équipe soignante.

### *Le rôle du psychisme*

La douleur a une composante physique, liée à l'information provenant de l'utérus vers le cerveau, et une autre émotionnelle qui est l'interprétation de ce message par le cerveau. L'expression de la douleur est très variable selon la culture : des cris, une agitation ou au contraire un mutisme, une absence de communication.

L'environnement importe beaucoup : la présence de votre conjoint, son attitude, les récits entendus sur l'accouchement par votre entourage – et malheureusement, vous avez toujours au moins une personne dans votre entourage capable de vous dresser un tableau peu encourageant de l'accouchement. À la maternité, la familiarité des locaux et la qualité de l'accueil sont des éléments positifs.

Le fait de comprendre tout au long de votre accouchement comment il se déroule est également un atout. C'est l'intérêt de la préparation à l'accouchement, même si la péridurale est envisagée. Certaines études ont montré qu'avec l'âge, les sensations douloureuses, le niveau de douleur, la capacité à y faire face s'améliorent.

### ➤ *L'anesthésie péridurale*

La préparation à l'accouchement joue un rôle essentiel pour vous préparer physiquement à votre accouchement et pour choisir la méthode qui vous semblera le mieux vous convenir. C'est l'anesthésie péridurale qui est le plus souvent utilisée.

Elle consiste à injecter un produit anesthésiant dans l'espace péridural, situé dans la colonne vertébrale autour de la membrane (dure mère) qui enveloppe la moelle épinière. C'est là que passent les nerfs sensitifs qui conduisent les sensations douloureuses. Cette méthode est très efficace, puisque les douleurs disparaissent totalement dans 85 % des cas, que ce soient des douleurs des contractions ou les douleurs de la phase de naissance proprement dite. Dans 12 % des cas, l'efficacité est partielle, c'est-à-dire que la disparition de la douleur n'est pas totale ou que certaines zones restent douloureuses. Parfois c'est une demi-péridurale : une moitié du corps est sensible et l'autre non. Dans 3 % des cas, la péridurale n'est pas efficace parce que le liquide a mal diffusé dans l'espace péridural. Dans certaines situa-

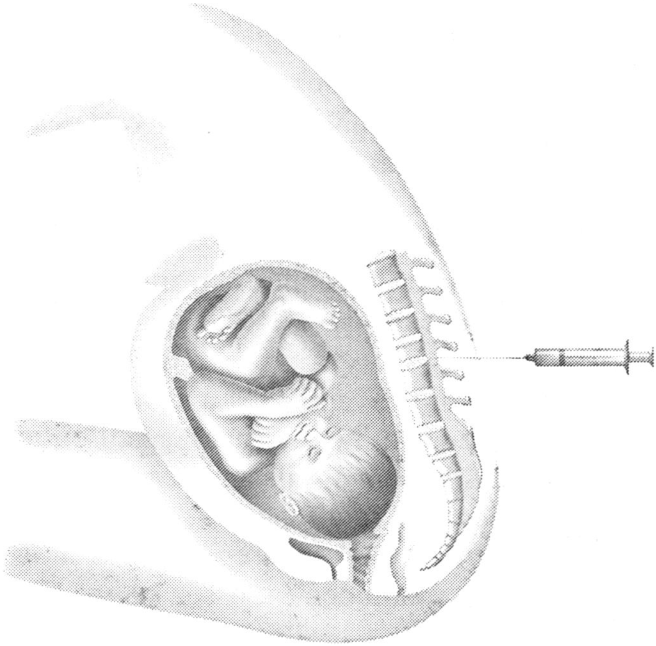

Anesthésie péridurale :
le produit anesthésiant est injecté dans l'espace péridural où passent les nerfs sensitifs qui contrôlent la douleur de l'accouchement.

tions, l'analgésie ne peut pas être pratiquée pour des raisons médicales (cas d'infection et d'anomalies de la coagulation).

À quel moment mettre en place la péridurale ?

Il était d'usage d'attendre une certaine dilatation du col de l'utérus avant de mettre en route la péridurale. Aujourd'hui, on a tendance à être plus à l'écoute de la femme qui accouche et à mettre en route la péridurale lorsqu'elle estime que les contractions deviennent douloureuses.

Renseignez-vous auprès de la maternité où vous souhaitez accoucher afin de savoir si l'anesthésie péridurale y est disponible à toute heure.

### ➤ *Les autres moyens de lutte contre la douleur*

Dans certains cas, vous ne souhaitez pas la péridurale ou elle n'est pas disponible, ou encore elle ne peut pas être pratiquée pour des raisons médicales. D'autres méthodes sont applicables.

Certains médicaments dérivés de la morphine ont un effet et une efficacité démontrés. L'inconvénient est qu'ils diminuent le niveau de conscience, et entraînent une somnolence.

L'acupuncture a montré une certaine efficacité, l'hypnose, l'homéopathie, les massages, l'emploi d'herbes peuvent être utilisés, mais ils n'ont pas été soumis à des études rigoureuses. Il faut retenir que si l'action sur la douleur elle-même n'est pas bien évaluée, la satisfaction liée à ces différentes méthodes est assez bonne. C'est le point essentiel.

L'anesthésie générale est possible et peut être nécessaire pour des raisons médicales, mais a l'inconvénient de vous priver d'une partie de votre accouchement. On la pratique surtout pour certaines césariennes d'urgence pour lesquelles on ne dispose pas de temps suffisant pour mettre en place la péridurale.

### ➤ *Laissez-vous le choix jusqu'à votre accouchement*

Les douleurs de l'accouchement sont variables, imprévisibles et peuvent être intenses. Pour mieux les appréhender vous avez tout intérêt à suivre une préparation à l'accouchement. Informée sur le déroulement de votre accouchement, vous saurez mieux maîtriser votre douleur.

Vous choisissez souvent spontanément une option d'analgésie péridurale. Certaines d'entre vous la souhaitent vivement, d'autres préféreraient l'éviter *a priori*.

Quel que soit votre souhait, vous devez consulter l'anesthésiste au 8e mois, vous serez alors préparée et informée et, au moment de l'accouchement, pourrez décider, selon son déroulement, de l'aide dont vous souhaitez ou non bénéficier.

## La naissance

### ➤ *Qu'est-ce qui déclenche l'accouchement ?*

Deux éléments se conjuguent pour aboutir à l'accouchement, la maturation du col de l'utérus et les contractions utérines.

Le col se ramollit progressivement, se raccourcit, s'ouvre de manière plus ou moins rapide, mais cela n'indique pas la date de l'accouchement. Il peut être ouvert très tôt, vous obligeant à prendre de nombreuses précautions pour éviter l'accouchement prématuré. De longues semaines peuvent passer ainsi, avec un col déjà très ouvert, sans que votre accouchement se déclenche pour autant. À l'inverse, le col peut être fermé, sans signe de maturité, et la perte des eaux se produire. Elle se caractérise par l'écoulement d'une abondante quantité de liquide clair. La maturité du col présage néanmoins en général d'un accouchement plus court.

Ce sont les contractions utérines fortes et rapprochées qui signent le vrai début de votre accouchement.

Après un démarrage plus ou moins long, l'accouchement se déroule en trois phases : la dilatation du col, la naissance proprement dite et la délivrance qui correspond à l'expulsion du placenta.

### ➤ *La phase de dilatation*

Sous l'effet des contractions utérines, votre col va « disparaître ».

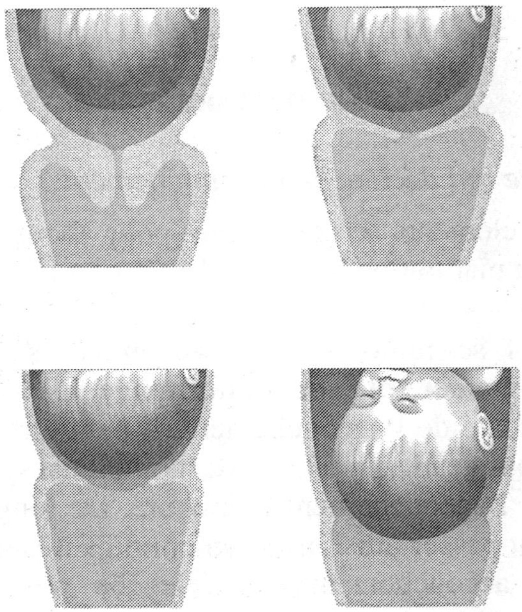

Différentes phases de l'accouchement :
– le col est long et fermé, l'accouchement n'est pas commencé,
– l'accouchement a commencé, le col est effacé,
– le col s'ouvre,
– la dilatation est complète, le bébé peut naître.

Au départ, il mesure 2 cm de long, il va ensuite se raccourcir jusqu'à s'effacer, puis s'ouvrir progressivement de 1 cm environ par heure, c'est ce qu'on appelle la dilatation.

Cette phase de l'accouchement est la plus longue. Pour un premier accouchement, la moyenne est de 6 heures. Pour les accouchements suivants, on peut prévoir une ou deux heures en moins. Mais nul ne peut prédire à l'avance cette durée, puisqu'elle peut exceptionnellement se faire en un quart d'heure et durer parfois de nombreuses heures. Souvent vous nous demandez : « Combien de temps va durer mon accouchement ? » Mais nous ne pouvons pas vous apporter de réponse précise.

À votre arrivée à la maternité, le point est fait sur l'état de dilatation de votre col par la sage-femme ou le médecin, grâce au toucher vaginal. Selon son degré d'ouverture, vous êtes orientée en salle de naissance directement ou en salle de « prétravail ».

Votre tension et votre température sont aussi mesurées. Les bruits du cœur de votre enfant sont écoutés. On vérifie l'absence d'albumine dans vos urines. Si le bilan péridural (par prise de sang) n'a pas été fait, il est demandé à ce moment-là.

### *Que faire lors des contractions ?*

Utilisez les méthodes de respiration et de relaxation que vous avez apprises lors des séances de préparation à l'accouchement. L'équipe qui vous entoure au moment de l'accouchement va vous guider.

Une perfusion est généralement mise en place en salle de naissance. Elle peut être nécessaire, si des médicaments devaient être administrés en urgence.

L'équipe médicale se compose d'infirmières qui mettent en place une perfusion. Le rôle essentiel revient à la sage-femme qui surveille la bonne santé de votre enfant, l'état de la dilatation de votre col et vous informe tout au long de votre accouchement sur ce qui se passe en vous. Le médecin intervient spontanément ou à la demande de la sage-femme.

Si vos contractions s'avéraient insuffisantes, on peut être amené à les augmenter par l'ocytocine qui est l'hormone sécrétée par l'hypophyse.

*La péridurale*

Vous êtes prête pour votre anesthésie péridurale (voir aussi p. 174), si vous la souhaitez. En principe, votre conjoint peut rester à vos côtés.

*La surveillance de l'enfant*

La surveillance de la bonne santé de votre enfant peut se faire par auscultation intermittente des bruits de son cœur avec un simple stéthoscope en entonnoir ou avec un petit capteur à ultrasons.

Le plus souvent, c'est le monitorage qui permet la surveillance du rythme cardiaque. C'est un appareil qui reçoit des informations de deux capteurs : l'un perçoit les battements du cœur de votre bébé et l'autre vos contractions utérines. Ainsi sont formées deux courbes : l'une évalue la bonne vitalité et la bonne oxygénation de l'enfant et l'autre les contractions. Le rythme des contractions s'accélère progressivement. Elles sont généralement présentes toutes les 5 minutes en début de dilatation, puis toutes les 2 ou 3 minutes en fin de dilatation.

Si l'on observe des variations importantes du rythme cardiaque de l'enfant, on cherchera dans certains cas à en savoir plus sur son niveau d'oxygénation. Un microprélèvement du sang de l'enfant est parfois pratiqué sur son crâne par voies naturelles grâce à un tube. Il permet l'analyse du pH, ce qui renseigne sur son oxygénation. Si celle-ci n'est pas satisfaisante, une césarienne peut être envisagée en urgence.

La rupture de la poche des eaux a pu se produire en tout début d'accouchement. Elle peut aussi arriver au cours de cette phase de dilatation. Si elle ne se produit pas spontanément, le médecin ou la sage-femme pratiquent la rupture artificiellement. C'est un geste sans douleur ni pour vous ni pour l'enfant. Il aide la dilatation du col.

Lorsque la dilatation est « complète », ce qui correspond à une ouverture de 10 cm, votre bébé peut sortir.

**Le début de l'accouchement et la phase de dilatation**

| | **Début d'accouchement** | **Phase de dilatation** |
|---|---|---|
| Ce qui se passe | Contractions espacées puis rapprochées.<br>Le col s'efface peu à peu, se dilate jusqu'à 2 cm.<br>Cette phase dure 1 à 10 heures, voire plus. | Sous l'effet des contractions, le col se dilate de 2 à 10 cm.<br>Durée de cette phase pour premier accouchement : 6 heures en moyenne.<br>Pour les accouchements suivants : 4 ou 5 heures en moyenne. |
| Ce que vous ressentez. | Expulsion du bouchon muqueux (elle peut passer inaperçue et n'est pas systématique).<br>Contractions d'abord espacées de 15-20 minutes puis rapprochées, plus régulières.<br>Vous pouvez perdre les eaux (les membranes se rompent). | Les contractions deviennent plus intenses, se rapprochent et sont espacées de 5 minutes ou moins. |

| | Début d'accouchement | Phase de dilatation |
|---|---|---|
| Ce que vous pouvez faire, avec votre conjoint et avec l'équipe médicale. | Appliquer la méthode de respiration apprise en préparation.<br>Attendre que les contractions se rapprochent et se régularisent.<br>Prendre une douche ou un bain (sauf si rupture de la poche des eaux).<br>Ne pas manger ni boire.<br>Téléphoner à la maternité en cas de doute. | La péridurale ou une autre méthode de soulagement de la douleur peut être mise en place. |

### ➤ *L'arrivée de votre enfant*

La descente de votre bébé dans votre bassin (voir figure ci-contre) se fait d'abord sous le seul effet des contractions. Sa tête, ovale, est constituée d'os souples reliés par des sutures, ce qui la rend assez malléable. De plus la tête se fléchit, ce qui réduit ses dimensions et facilite bien sûr son passage à travers le bassin. À la naissance, le crâne de l'enfant est souvent allongé. Cela peut être impressionnant mais disparaît en un ou deux jours. La tête du bébé arrive jusqu'aux muscles du périnée.

Vous ressentez alors un besoin irrésistible de pousser, mais cette sensation est moins nette sous anesthésie. La sage-femme ou le médecin vous indique que c'est le moment de pousser et vous guident. Lorsqu'une contraction débute, vous devez vider totalement vos poumons en soufflant, puis les regonfler immédiatement. Vous saisissez alors les étriers situés sur la table de naissance avec vos mains,

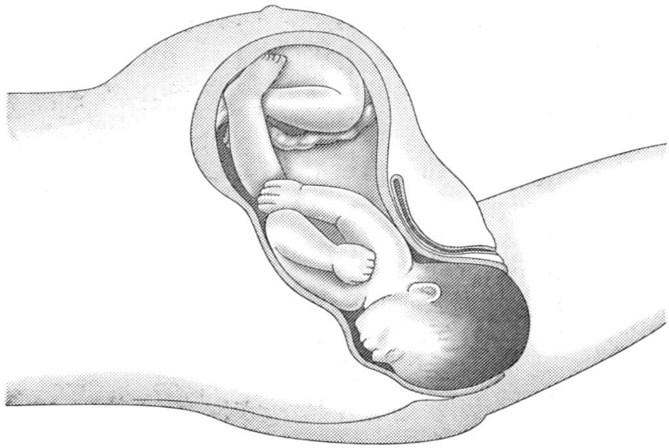

L'enfant descend et sa tête apparaît

bloquez votre respiration, puis poussez le plus longtemps possible. S'il vous arrive de manquer d'air avant la fin de la contraction, soufflez rapidement, reprenez de l'air et poussez à nouveau.

La tête de l'enfant glisse ainsi vers le bas puis se redresse progressivement, son crâne devient visible. Ce temps est contrôlé par la sage-femme ou le médecin. Lorsque la tête apparaît, ils vous demandent alors de ne plus pousser afin de laisser la tête se dégager seule. À ce stade, un effort de poussée involontaire risquerait d'entraîner une déchirure de votre périnée. Si nécessaire, pour éviter de pousser, respirez rapidement. La tête se dégage progressivement, puis les deux épaules et vous voyez votre bébé !

Voici votre bébé tout chaud posé sur votre ventre. Vous pouvez enfin l'accueillir avec votre conjoint et joindre vos caresses. C'est un moment de profonde émotion que l'équipe médicale partage discrètement avec vous. Le cordon ombilical est ensuite coupé, votre bébé crie.

Durant sa vie intra-utérine, votre enfant reçoit tout l'oxygène dont il a besoin à travers le placenta. Le cœur envoie alors très peu de sang dans le poumon. Dès la naissance, se produit une adaptation remarquable à l'air ambiant. À l'occasion des premiers mouvements respiratoires et de ses cris, ses poumons se déplissent avec l'irruption de l'air et la circulation cœur-poumon se met en route.

Si l'enfant a du mal à mettre en route sa respiration, on le conduit en salle de surveillance du nouveau-né.

*Combien de temps dure la naissance ?*

Si l'on additionne la phase de descente sous l'effet des contractions et la phase active avec poussée et contractions, on arrive à une période de quelques minutes à deux heures. Sous péridurale, cette phase est en moyenne un peu plus longue. En effet, la péridurale diminue la sensibilité, mais aussi la force musculaire, si bien que le réflexe spontané de poussée lié à la pression de l'enfant sur le périnée est atténué. La phase active de naissance est donc un peu prolongée.

*L'épisiotomie*

L'épisiotomie est une incision des muscles du périnée qui facilite la sortie de l'enfant. Le but est d'éviter une déchirure musculaire pour vous et de permettre une accélération de la naissance si votre enfant souffre, ce qui se manifeste par la baisse de son rythme cardiaque. Elle est indolore et recousue après l'accouchement, mais souvent la cicatrice reste sensible dans les semaines qui suivent.

On a longtemps pensé que la pratique de l'épisiotomie permettait de réduire les risques de descente d'organes et d'incontinence urinaire survenant dans les suites de grossesses. Des évaluations récentes sur ces derniers points ont déçu, la tendance actuelle est donc de ne pratiquer une épisiotomie que lorsqu'un risque de déchirure sévère existe. Cela est plus fréquent pour un premier accouchement.

**La naissance**

| | |
|---|---|
| Ce qui se passe | Le col est à dilatation complète.<br>La tête du bébé descend dans le bassin, tout d'abord par le seul effet des contractions (phase passive), puis sous l'effet combiné des contractions et des efforts de poussée (phase active). |
| Ce que vous ressentez | Des contractions rapprochées toutes les 2-3 minutes.<br>Lorsque la tête arrive au contact des muscles du périnée, vous ressentez un besoin de pousser. La sage-femme ou le médecin vous dit quand pousser. |
| Ce que vous pouvez faire | Durant la phase passive, vous reposer entre les contractions et bien respirer durant les contractions.<br>Lors de la phase active, ajouter des efforts de poussée au moment des contractions.<br>Ces efforts peuvent être moins efficaces sous péridurale.<br>Au moment de la sortie de la tête de votre bébé, arrêtez les efforts de poussée : le médecin ou la sage-femme vous le diront. |
| Ce que fait la sage-femme ou le médecin | Parfois une épisiotomie. La tête est guidée progressivement vers l'extérieur, puis l'épaule antérieure et postérieure sortent.<br>L'enfant est posé sur votre ventre. Accueillez-le. |
| Durée | De quelques minutes à 2 heures. |

### ➤ *L'examen du nouveau-né*

Après le premier contact avec vous et avec son père, une sage-femme ou un pédiatre fait un premier examen de votre nouveau-né. Ils font un test de vitalité (test d'Apgar) qui permet de vérifier le rythme cardiaque, la respiration et l'état général de votre bébé. Un examen plus complet sera fait par un pédiatre dans les jours qui suivront.

### ➤ *La place du père*

Autrefois, le père n'était pas admis en salle de naissance. Aujourd'hui, il est invité et même encouragé à participer à la naissance de son enfant. Il est présent en vous tenant simplement la main ou en soutenant votre nuque lors de vos efforts de poussée, en vous parlant, en vous rafraîchissant avec un brumisateur, il représente aussi un important soutien moral.

Les hommes ne sont pas toujours à l'aise en salle de naissance. Ils redoutent assez souvent le spectacle de la naissance proprement dite et en particulier la vision de la sortie du bébé ou une naissance par césarienne. C'est pour cette raison qu'il est généralement conseillé au papa de rester près du visage de sa compagne.

Il accompagne habituellement son bébé avec la sage-femme pour les premiers soins et pour l'habiller.

### ➤ *La délivrance*

On appelle délivrance l'expulsion du placenta. Le décollement du placenta se manifeste par un saignement quelques minutes après la naissance. Vous devez alors pousser à nouveau pour faciliter sa sortie. Le médecin ou la sage-femme vous aident en appuyant sur votre ventre. Une fois sorti, le placenta est pesé et examiné. S'il paraît incomplet, il peut être nécessaire de faire une révision utérine : la sage-femme ou le médecin introduit une main dans l'utérus afin de ramener le fragment manquant sous anesthésie péridurale ou au besoin sous anesthésie générale, s'il n'y a pas eu de péridurale.

Plus rarement, le placenta ne se décolle pas tout seul malgré les contractions utérines. Pour limiter le risque d'hémorragie, on procède alors à une délivrance artificielle. Ce geste s'effectue de la même façon.

Après la délivrance, l'épisiotomie ou une éventuelle déchirure est recousue, avec une anesthésie locale s'il n'y a pas eu de péridurale. Vous restez ensuite deux heures en salle de naissance pour surveiller l'éventuelle apparition d'une hémorragie. Profitez de ce moment pour faire davantage connaissance avec votre enfant et partager cette découverte avec votre conjoint.

Si vous avez décidé d'allaiter, vous pouvez mettre votre enfant au sein. Vous serez surprise de constater qu'il sait déjà comment s'y prendre pour téter. À ce stade, ce n'est pas du lait, mais du colostrum qui sort de vos seins, c'est l'aliment qui constitue pour lui la nourriture adaptée. La montée de lait ne survient que quelques jours après.

## Les accouchements particuliers

### ➤ *La présentation en siège*

Le bébé est en présentation du siège dans 4 % des cas. Cette position est plus fréquente en cas d'accouchement prématuré et après 35 ans.

On distingue deux sortes de présentation du siège, le siège complet, où l'enfant est assis en tailleur, et le siège décomplété dans lequel il a les jambes relevées le long du corps.

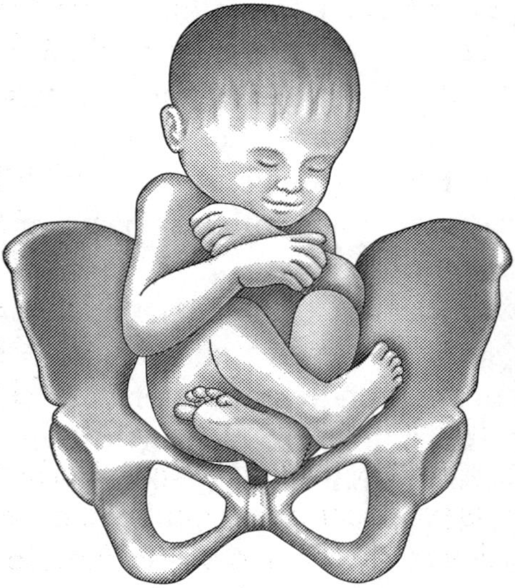

Présentation du siège « complet » le bébé est assis en tailleur.
Dans le siège « décomplété », les jambes sont relevées le long du corps.

C'est à partir de l'échographie de 32 semaines et de la consultation du 8e mois que l'on surveille attentivement la position du bébé. À 36 semaines, il faut prendre une décision pour choisir la méthode de l'accouchement. Il est souvent possible de ramener le bébé en position tête en bas par une version par manœuvre externe (voir p. 55). Si, malgré cette tentative, il reste en position de siège, il faut alors choisir entre la voie naturelle et la césarienne.

### *Accouchement par voie naturelle ou césarienne ?*

L'accouchement par voie naturelle, aussi dite voie basse, comporte un risque un peu supérieur pour l'enfant lorsqu'il est en siège et il existe un grand débat international actuellement sur la question.

Il faut évaluer tous les éléments en présence pour cet accouchement : votre bassin par une radio (radiopelvimétrie) et le volume de votre enfant par une échographie supplémentaire éventuelle.

Un bassin rétréci, un enfant de poids important, la position de la tête défléchie – c'est-à-dire le menton relevé –, un obstacle tel qu'un placenta praevia ou un fibrome, un antécédent de césarienne, une réticence de votre part pour accoucher par voie basse sont autant d'éléments défavorables. Lorsque l'option prise est la césarienne, elle est programmée à 39 semaines d'aménorrhée.

À l'inverse, si toutes les conditions décrites sont favorables, on peut vous proposer un accouchement par voie naturelle, mais vous devez savoir que votre participation active sera essentielle, notamment lors des efforts de poussée.

La décision est donc prise en fonction de tous les éléments matériels, mais aussi de votre souhait.

### *L'accouchement du siège par voie naturelle*

Un accouchement du siège par voie naturelle demande des conditions particulières. Il est notamment indispensable que la dilatation se fasse à une vitesse normale. Vous avez droit à une équipe renforcée avec médecins, sages-femmes, anesthésistes. Cette équipe complète est nécessaire pour le cas où il y aurait une difficulté lors de la naissance. Cela peut en effet demander des gestes spécialisés.

### ➤ *Les jumeaux*

Les grossesses gémellaires sont plus fréquentes après 35 ans, qu'il s'agisse de grossesses spontanées ou de grossesses après un traitement pour l'infertilité. Le choix de la voie de naissance se fait généralement en fin de grossesse. Le plus souvent, l'accouchement a lieu par voie naturelle, mais une césarienne peut aussi être décidée en cours d'accouchement. Globalement, le taux de césariennes en France pour des jumeaux est de 41 % contre 16,5 % en cas de grossesse unique.

#### *Le risque de prématurité*

Les jumeaux peuvent naître avec l'équipe médicale que vous avez choisie près de votre domicile. Cependant, près de 50 % des jumeaux sont prématurés. Si la naissance s'annonce prématurée, il est préférable d'accoucher dans une maternité de type II ou de type III, adaptée au terme de naissance avec un service d'accueil des prématurés. C'est votre médecin habituel ou l'équipe qui vous suit qui prendra cette décision et vous orientera vers une maternité.

Au terme de 38 semaines, votre médecin préférera peut-être déclencher l'accouchement. Cette date semble en effet optimale pour la naissance des jumeaux.

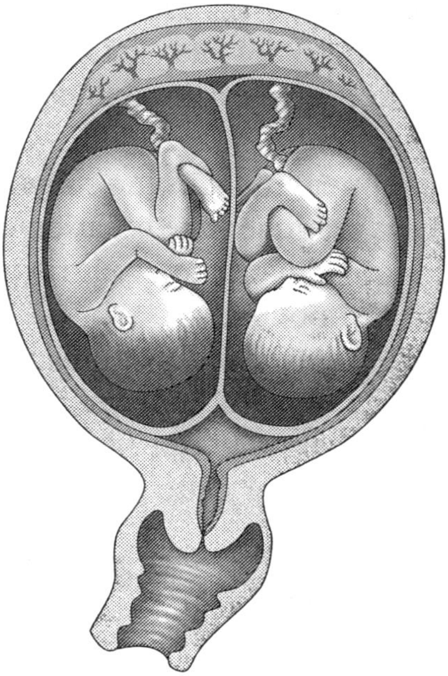

Jumeaux. Vrais ou faux ?
Dans ce cas avec des poches des eaux distinctes mais un seul placenta c'est l'examen des membranes séparant les poches qui pourra donner la réponse (deux pour les vrais jumeaux, quatre pour les faux). Sur ce document on ne peut pas dire s'il s'agit de vrai ou faux jumeaux.

## *La naissance*

Toute l'équipe est au complet pour accueillir vos jumeaux à leur naissance. L'accouchement est habituellement plus long que pour les naissances d'un enfant unique. Il demande plus souvent des manœuvres, notamment pour faire naître le second lorsqu'il tarde à venir. C'est une des raisons pour lesquelles la péridurale est spécialement recommandée. Elle évite ainsi de devoir faire une anesthésie générale en urgence.

Lorsque le premier enfant est né, la position du second est vérifiée, puis la poche des eaux est rompue. La deuxième naissance s'effectue entre 5 et 30 minutes après la naissance du premier.

Lorsque le premier enfant est en siège, les équipes préfèrent généralement pratiquer une césarienne. En effet, cette présentation est moins favorable et un risque d'accrochage des jumeaux peut s'y ajouter.

La délivrance demande aussi plus d'attention car il existe un risque plus élevé d'hémorragie. On utilise assez souvent l'ocytocine, hormone qui favorise les contractions de l'utérus très distendu par cette grossesse.

### ➤ *Naissances triples et au-delà*

Ces accouchements sont le plus souvent prématurés et ont presque toujours lieu par césarienne. Toutefois, dans certaines circonstances, il peut arriver que la naissance se fasse par voie naturelle. Il existe un risque augmenté d'hémorragie de la délivrance. L'ensemble de ces éléments fait qu'il est habituellement conseillé pour les grossesses triples et au-delà d'accoucher dans une maternité de type III qui dispose de tous les moyens nécessaires pour les trois enfants souvent prématurés et de petit poids.

### ➤ *Vous avez déjà eu une césarienne*

Si vous avez déjà eu une césarienne pour une précédente grossesse, la question du mode d'accouchement se pose.

Si la raison d'être de la première césarienne persiste, par exemple si vous avez un bassin étroit, on sait d'emblée qu'il faudra avoir recours à une césarienne.

Mais, parfois, la première césarienne a été faite pour des raisons propres à la grossesse, par exemple, parce que l'enfant a manifesté des signes de souffrance. Dans de tels cas, il faut choisir à la consultation du 8e mois. Votre médecin vous expliquera les avantages et inconvénients respectifs de la voie naturelle ou de la césarienne. Votre souhait sera pris en compte pour la décision.

Si une césarienne est décidée, elle est programmée à une date fixe, le plus souvent à 39 semaines d'aménorrhée. Si l'accouchement se fait par voie naturelle, il se déroule normalement, ou en cas de difficulté on a recours à une nouvelle césarienne.

En France, la moitié des accouchements après un premier accouchement par césarienne se déroule par voie naturelle.

### ➤ *Le déclenchement artificiel*

Il s'agit de mettre en route l'accouchement par des médicaments.

*Pourquoi déclencher l'accouchement ?*

Ce peut être pour des raisons médicales :

- S'il y a un risque pour le bébé, par exemple s'il a un faible poids, si la rupture prématurée des membranes a eu lieu sans que les contractions se déclenchent.
- Plus rarement s'il y a un risque pour vous, par exemple si vous avez une anomalie cardiaque sévère.

Dans certains cas on peut provoquer un accouchement de « convenance ». Ce peut être pour vous une simple question d'organisation : caser vos aînés, avoir votre conjoint présent s'il s'absente souvent, éviter les aléas d'un départ précipité avec la nécessité de tout organiser en urgence...

C'est peut-être aussi votre projet d'accouchement qui est à l'origine de cette décision : vous voulez absolument que votre obstétricien soit présent et il est plus facile de convenir d'une date avec lui.

Le déclenchement est acceptable si l'on respecte un certain nombre de conditions : il faut être sûr du terme de la grossesse afin de ne pas risquer de faire naître un enfant prématuré. Le terme doit être de 8 mois et demi, soit 39 semaines. Car si la plupart des enfants sont mûrs dès 37 semaines, certains peuvent néanmoins encore avoir quelques difficultés respiratoires à cette date. Il faut aussi que les conditions locales soient favorables (col ouvert).

### *L'état du col est déterminant*

#### LORSQUE LE COL EST DÉJÀ PRÊT

Dans ces cas, la méthode, la plus simple, fait appel à l'ocytocine. Elle est possible lorsque les conditions locales sont favorables, le col est nettement ouvert permettant d'atteindre les membranes et la tête est déjà assez basse.

On vous pose une perfusion d'ocytocine puis on met en place assez rapidement l'analgésie péridurale car les contractions provoquées de cette façon sont plus douloureuses. La surveillance de l'enfant et des contractions est mise en place. On augmente progressivement les doses de l'hormone jusqu'à obtenir des contractions efficaces. On effectue la rupture des membranes qui favorise également les contractions et la dilatation du col.

Cette méthode a été très bien évaluée, la durée de l'accouchement est proche de celle d'un accouchement naturel. Le taux de césariennes et l'état du nouveau-né sont identiques à ceux d'un accouchement non déclenché si l'on part de bonnes conditions.

LORSQUE LE COL N'EST PAS PRÊT

Lorsque les conditions locales du col ne sont pas favorables (col insuffisamment ouvert), il faut procéder en deux temps.

On applique d'abord dans le vagin des prostaglandines pour favoriser la maturation du col qui se fait en un temps difficile à prévoir. Dès que le col est ouvert, on procède comme précédemment : avec l'ocytocine.

Cette méthode a aussi été évaluée. On a constaté que la durée du déclenchement est plus longue puisqu'il y a une phase préparatoire et que le taux de césariennes est plus élevé que pour un accouchement spontané.

## ➤ *Forceps et ventouse*

### *Le forceps*

Le forceps est un instrument composé de deux spatules en forme de cuillères qui sont introduites successivement dans l'utérus pour se glisser le long de la tête de l'enfant, sur ses tempes. Par une traction lente, on aide l'enfant à naître. Une épisiotomie est souvent nécessaire. Le forceps est utilisé sous péridurale. On peut aussi faire une anesthésie générale ou une anesthésie locale dans certains cas. S'il s'agit seulement d'aider l'enfant à la fin de l'accouchement, une anesthésie n'est pas toujours nécessaire car la pose de forceps n'augmente alors pas la douleur. Ils sont utilisés dans 15 % des accouchements environ. Le forceps peut laisser quelques marques au niveau des joues et des tempes, parfois un bleu qui s'efface en quelques jours.

L'image péjorative de l'accouchement « par les fers » date du début du XXe siècle. À cette époque, avant les antibiotiques, on redoutait beaucoup de pratiquer une césarienne car elle représentait un risque infectieux élevé pour la mère. On essayait donc d'extraire l'enfant à tout prix, dans des situations parfois très défavorables et le forceps pouvait en effet être nuisible à l'enfant. Ce n'est plus le cas dans les conditions actuelles.

Quand le forceps est-il utilisé ?

- Durant la phase de descente de l'enfant, on observe parfois des ralentissements du rythme cardiaque fœtal. Ceci est un signe d'alerte. Si l'on attend trop longtemps, le bébé peut manquer d'oxygène. On peut, à l'aide du forceps, réduire cette phase pénible du passage dans le bassin. Le plus souvent, c'est la compression du cordon enroulé autour du cou ou de l'épaule qui est à l'origine de ce ralentissement.
- Dans d'autres cas, la mère ne doit pas effectuer d'efforts de poussée, si elle a par exemple une maladie de cœur ou une myopie sévère avec risque de décollement de rétine.
- Enfin l'arrêt de progression de la tête malgré tous vos efforts de poussée est une autre raison valable d'employer le forceps. La conjugaison de vos efforts et de la traction douce du forceps permet de faire naître l'enfant et de lui éviter une souffrance.

### *La ventouse*

La ventouse permet comme le forceps d'aider à la descente de l'enfant. Une ventouse est appliquée au sommet de son crâne et y adhère fortement. Elle peut laisser la trace d'une bosse au sommet de la tête, qui disparaîtra rapidement.

Les deux méthodes, forceps et ventouse, peuvent être utilisées indifféremment. Le choix est surtout lié à l'expérience du médecin ou de la sage-femme.

### ➤ *La césarienne*

Le terme césarienne vient du latin *caedere* qui signifie couper. Ce geste consiste à extraire l'enfant par une incision de l'abdomen juste au-dessus du pubis et de l'utérus. Le taux global de césarienne augmente en France de manière générale, il se situe actuellement autour de 17 %. Il est plus élevé chez les femmes après 35 ans, d'autant plus s'il s'agit de leur premier enfant.

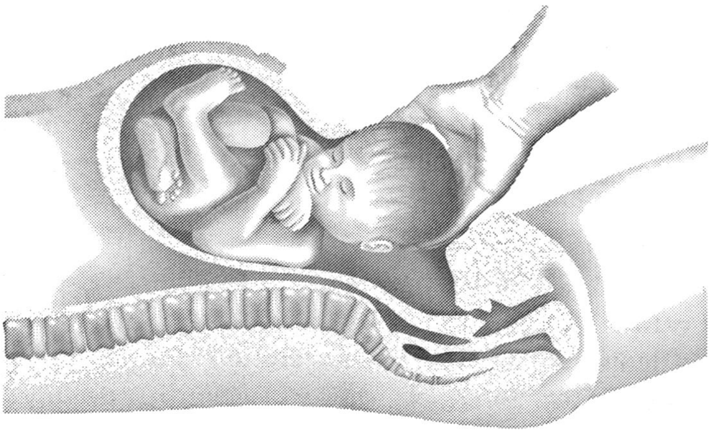

Césarienne.
L'enfant est extrait par une incision dans le bas de l'abdomen.

Le choix de la césarienne est fait en fin de grossesse lorsque l'accouchement par voie basse est impossible. C'est le cas si vous avez un bassin très étroit, si la présentation de l'enfant est transverse ou dans certains cas de siège, si vous avez un antécédent de césarienne obligeant à en faire une à nouveau, ou un obstacle tel qu'un placenta praevia (bas situé) ou un fibrome volumineux barrant le passage, une mauvaise position des jumeaux, ou encore pour une raison médicale comme une hypertension artérielle ou un diabète.

Toutes ces raisons expliquent que le taux de naissances par césarienne augmente après 35 ans.

*Comment se déroule l'intervention ?*

Actuellement, la plupart des césariennes sont réalisées sous anesthésie péridurale ou sous une forme proche d'anesthésie appelée rachianesthésie. Dans ce dernier cas, une petite quantité de liquide anesthésiant est injectée dans le liquide qui entoure la moelle épinière, tandis que pour la péridurale le liquide est injecté dans un espace situé à l'extérieur de l'enveloppe qui entoure la moelle. On peut aussi être amené à faire une anesthésie générale soit parce que la péridurale se révèle impossible, soit dans l'urgence parce que l'anesthésie générale est plus rapide. Le grand avantage des anesthésies loco-régionales, qu'il s'agisse de la péridurale ou de la rachianesthésie, est que vous participez à la naissance de votre enfant.

La césarienne se déroule au bloc opératoire, la paroi de l'abdomen est incisée le plus souvent transversalement. Et l'enfant est extrait. Vous entendez son premier cri et il est placé près de vous pour un premier contact.

Le placenta est extrait (délivrance). Puis le médecin suture les différents tissus incisés. Les fils ou agrafes sont retirés avant votre sortie de l'hôpital ou quelques jours après.

### *Les jours qui suivent la césarienne*

Vous êtes plus fatiguée et vous souffrez de quelques douleurs au niveau de l'incision les deux ou trois jours qui suivent la naissance. En outre, votre transit intestinal tarde à se remettre en route. Un traitement préventif vous est prescrit pour éviter les risques de phlébite (caillot qui obstrue une veine des membres inférieurs).

Mais la césarienne ne vous empêche pas d'allaiter. Enfin, sur un plan purement esthétique, la cicatrice est très discrète.

### *La césarienne programmée et la césarienne en urgence*

On distingue deux types de césariennes : celle qui est programmée et celle qui est pratiquée en urgence.

Lorsque la césarienne est programmée, on maîtrise pour une fois la date de naissance. Encore faut-il que vous ne soyez pas surprise, avant la date fixée, par des contractions. Dans ce dernier cas, pas de panique, la césarienne sera pratiquée avec un peu d'avance.

Votre bébé qui vient de naître a parfois du liquide amniotique dans ses poumons et quelques difficultés à respirer. Une surveillance de quelques jours peut être nécessaire. C'est pour cela qu'on ne programme pas la césarienne avant 39 semaines, sauf cas particuliers. Pour vous, il n'y a pas plus de complications entre une césarienne programmée et un accouchement par voie naturelle.

Lorsque la césarienne est décidée en cours d'accouchement, c'est une urgence et les conditions sont moins favorables. Vous cumulez souvent les désagréments d'un accouchement par voie basse, la fatigue et les inconvénients de la césarienne.

Les suites sont alors plus fatigantes pour vous et c'est dans cette situation que l'on a noté un taux un peu plus élevé de complications telles que des infections, des saignements ou des phlébites.

Il était autrefois conseillé de limiter à trois le nombre de césariennes chez une même femme. Ce principe reposait toutefois plus sur des coutumes que sur des raisons médicales. On sait maintenant que l'on peut aller jusqu'à cinq césariennes, voire plus.

### ➤ *L'accouchement par surprise*

Il peut arriver que votre accouchement se déroule plus rapidement que prévu. Vous avez des contractions et ressentez déjà un besoin irrésistible de pousser comme pour aller à la selle. Dans ce cas il est trop tard pour vous mettre en route, restez où vous êtes et appelez le SAMU (le 15), ou les pompiers (le 18). Évitez de paniquer. Chaque jour sur cette terre de nombreuses femmes accouchent avec une aide limitée…

En attendant que l'on vienne vous aider, voici quelques conseils pratiques :

- Rassemblez un peu de matériel : serviettes de toilette, couvertures, papier journal propre, couettes, alcool, ficelle ou fil, ciseaux, cotons, mouchoir ou tissu propre.
- Installez-vous confortablement sur un lit ou un canapé ou sur le siège arrière de votre voiture sur les serviettes ou les couvertures.
- Essayez de ne pas pousser trop fort, la tête va apparaître. Une personne sur place pour vous aider ou vous-même allez la retenir pour éviter qu'elle ne passe trop rapidement (le visage de votre enfant est tourné vers le bas).

– Quand la tête est sortie, poussez la doucement vers le bas pour faire sortir l'épaule.
– Lorsque cette première épaule est sortie, relevez vers le haut la tête, la deuxième épaule apparaît et le bébé vient rapidement.
– Mettez le bébé dans une serviette, couette ou couverture pour le réchauffer.
  Enlevez le mucus de sa bouche avec un tissu propre ou mouchoir.
– Il n'y a pas d'urgence à couper le cordon. Si vous avez ce qu'il faut, faites deux nœuds à l'aide d'un fil trempé dans l'alcool et coupez le cordon entre les deux nœuds avec des ciseaux désinfectés.
– Ne tirez pas sur le cordon : le placenta va sortir tout seul en 5 à 30 minutes après la naissance. Poussez et appuyez sur votre ventre pour le faire sortir. Laissez-le dans une serviette.
– Restez au chaud avec votre enfant en attendant l'aide médicalisée.

## La rencontre avec votre bébé

### ➤ *Son aspect vous surprend parfois*

Ne vous attendez pas à voir d'emblée un bébé joufflu à la peau bien tendue. Il est souvent un peu ridé à la naissance avec un grand front. Il peut être très chevelu ou bien chauve. Vous serez frappée par ses grands yeux.

Son crâne est parfois asymétrique ou en pain de sucre. Cela correspond souvent à un modelage qui s'est produit au cours de l'accouchement. S'il est né avec un forceps il peut avoir encore quelques traces sur le visage qui disparaîtront en quelques jours. Votre bébé ne tient pas encore sa tête et c'est normal.

Sa peau est recouverte d'un enduit blanchâtre naturel. Au bout de 2 ou 3 jours, il peut avoir une petite jaunisse. Cela est fréquent et correspond à l'élimination d'un excès de globules rouges. Cette jaunisse n'est anormale que si elle est précoce et intense

Ses mouvements peuvent vous paraître un peu désordonnés. C'est normal.

Son poids se situe aux alentours de 3,3 kg (moyenne en France). Mais il existe de très grands écarts puisque un enfant est de poids « normal » entre 2,5 kg et 4 kg. Il mesure environ 50 cm (plus ou moins 3 cm).

### ➤ *L'amour maternel*

Malgré une cohabitation de neuf mois, vous avez presque tout à découvrir de votre enfant. Ne soyez pas surprise de ne pas éprouver immédiatement l'« amour maternel ». Il se développe au contact de votre enfant qui saura très bien se faire aimer.

Si vous avez l'impression de ne pas savoir vous occuper de lui, ne soyez pas inquiète, vous allez apprendre au fil du temps ce nouveau « métier » très particulier…

Le papa a plus à découvrir encore de son bébé, même s'il a déjà communiqué avec lui durant la grossesse grâce à l'haptonomie, par exemple. Lorsqu'il le prend pour la première fois dans ses bras, il est souvent touché par son apparente fragilité. Mais aujourd'hui, les pères s'intègrent de plus en plus dans cette relation avec le nouveau-né.

### ➤ *Tous ses sens sont en éveil*

Votre bébé vous entend et reconnaît votre voix. Son ouïe est déjà développée et il est habitué depuis la fin de grossesse à percevoir des sons à travers l'utérus. Il réagit aux bruits forts, notamment en sursautant.

Il voit les objets à une proche distance, même s'il n'accommode pas encore, il perçoit les lumières et certaines couleurs.

Son odorat l'aide à trouver le sein maternel. Il réagit de façon très différente selon les goûts des aliments qu'on lui propose. Il aime le sucre qui le calme, il réagit à un liquide amer en s'agitant.

Les câlins le calment et il est très sensible aux contacts, à la façon que l'on a de le toucher, de le porter.

Au total, votre nouveau-né a une réelle capacité de communication. Il perçoit son environnement et en particulier la présence de sa mère et de son père. Il réagit avec des attitudes, des mimiques, des mouvements, ou des cris. Le spectacle est presque permanent et chaque bébé est différent.

### ➤ *Quelques jours pour faire connaissance*

Le séjour à la maternité dure trois à six jours, parfois plus en cas de césarienne. Cette durée varie selon les maternités, leurs disponibilités, et selon votre souhait... Ces quelques jours sont l'occasion pour vous et votre compagnon de faire connaissance tranquillement avec votre bébé, avant de retrouver le travail de la maison et vos aînés. Certaines femmes trouvent la maternité bruyante, ne parviennent pas à s'y reposer et ont envie de rentrer chez elles. L'idéal pour la durée de ce séjour est qu'il soit à la carte, respectant les désirs de la mère dans les limites qu'imposent les soins pour vous et votre enfant et la disponibilité des lits.

Adapter les visites à votre convenance. Vous avez peut-être envie de montrer votre bébé à tous vos amis et de partager votre bonheur avec le plus grand nombre. Mais vous pouvez aussi vouloir vous reposer au calme et profiter plus tranquillement de votre bébé.

Sachez vous protéger, faites comme *vous* en avez envie.

## L'allaitement : sein ou biberon

En fin de grossesse, vous avez déjà sans doute une idée de votre préférence : sein ou biberon. Si ce n'est pas le cas, quelques éléments positifs et négatifs de chaque mode d'alimentation vous aideront peut-être à faire votre choix.

Le lait maternel est le meilleur aliment pour votre bébé. Il contient tous les nutriments essentiels, ainsi que les anticorps qui l'aident à se défendre contre les infections. Si votre enfant est prématuré, il est spécialement recommandé. C'est un moyen pratique de nourrir votre bébé : le lait est toujours prêt, à la bonne température et c'est économique. Le contact des corps crée une relation très tendre entre vous et votre enfant.

Le début de l'allaitement peut être difficile, Les montées de lait sont parfois douloureuses et vous pouvez avoir des crevasses. Le bébé refuse parfois de téter. Il vous faut donc de la volonté et cela est toujours plus facile si vous avez fait vous-même votre choix. Un allaitement imposé est plus difficile.

Parfois, l'allaitement est rendu impossible par une maladie virale (sida) ou par la prise de certains médicaments.

L'avantage du biberon est qu'il permet au papa de s'impliquer davantage et ce peut être une bonne solution si vous reprenez une activité professionnelle rapidement. Si vous commencez au biberon, il sera impossible d'adopter l'allaitement maternel par la suite.

### ➤ *La montée de lait : comment ça marche*

Elle se prépare en cours de grossesse grâce à la prolactine qui prépare la glande mammaire.

Dès la naissance, la succion du mamelon entraîne par un mécanisme réflexe une sécrétion d'ocytocine. Cette hormone avait induit les contractions de l'utérus au moment de l'accouchement, maintenant elle permet la contraction des glandes mammaires et l'expulsion du lait. Puis l'allaitement est maintenu uniquement par la succion du mamelon et la quantité de lait produite est liée à cette stimulation. Si vous n'avez pas assez de lait, vous pouvez compléter le repas par un biberon, vous vous orienterez alors vers un allaitement mixte.

### ➤ *Les premiers jours d'allaitement*

La mise au sein doit se faire dès la naissance. Le lait des premiers jours est le colostrum, un liquide concentré jaune. La montée de lait survient vers le 3^e^ jour et s'accompagne d'une tension importante des seins.

Pour donner le sein, installez-vous confortablement, allongée ou assise, le dos calé, les coudes soutenus par des oreillers ou les accoudoirs d'un fauteuil avec le bébé dans vos bras dans un environnement calme. Les contrariétés, la fatigue, un désaccord avec votre conjoint ou votre entourage, les conseils contradictoires suffisent à réduire votre production de lait. Les infirmières, puéricultrices, sages-femmes pourront vous donner des conseils pour éviter ou traiter les désagréments qui peuvent survenir : crevasses, infections…

Pour trouver une aide à l'allaitement, vous pouvez aussi contacter la Leche League : BP 18, 78620 L'Étang-la-Ville, tél. 01 39 58 45 84.

## Les petits maux des suites de couches

### ➤ *Les premiers levers*

Ne vous levez pas la première fois sans la présence d'une aide. Vous pouvez avoir des petits vertiges, malaises, vous risqueriez de tomber. Mais cela passe très vite.

### ➤ *Les douleurs du ventre*

Des contractions de l'utérus peuvent persister quelques jours. Ces douleurs ont tendance à augmenter avec le nombre de grossesses. Un traitement antalgique peut être nécessaire pour vous aider à les supporter.

La cicatrice de césarienne peut rester sensible plusieurs jours. Cette gêne augmente lorsque vous vous levez ou lorsque vous marchez. Ne vous inquiétez pas, cela ira mieux dans quelques jours.

Votre utérus diminue déjà de volume. Vous pouvez le palper au niveau de l'ombilic dès le lendemain de votre accouchement. Au bout de 4 ou 5 jours, il est à peine perceptible.

### ➤ *Les pertes*

Il s'agit de pertes d'abord sanglantes, appelées lochies, qui s'éclaircissent en quelques jours, elles peuvent durer jusqu'au retour de vos règles. En l'absence de douleurs, cela n'a rien d'inquiétant.

### ➤ *Les troubles urinaires*

Après une anesthésie péridurale, vous pouvez pendant 1 ou 2 jours avoir du mal à vider votre vessie. Si cela devient impossible et douloureux, signalez-le à l'équipe médicale afin qu'elle puisse vous soulager.

À l'inverse, il peut arriver que vous ayez du mal à vous retenir lorsque vous toussez ou marchez. C'est passager, mais cela doit vous inciter à suivre consciencieusement la rééducation périnéale.

### ➤ *L'insomnie*

Vous êtes fréquemment insomniaque après l'accouchement. Cette difficulté à dormir malgré la fatigue s'explique de plusieurs façons : l'excitation due à l'accouchement, les réveils de votre bébé qui confond le jour et la nuit, un environnement bruyant à la maternité.

## Qu'est-ce que le baby blues ?

Il faut le savoir : après l'accouchement 8 femmes sur 10 se sentent un peu tristes ou irritables. C'est le baby blues. Il survient 2 ou 3 jours après la naissance, parfois un peu plus tard, jusqu'à deux semaines après. C'est une « mini-dépression » tout à fait temporaire.

La cause du baby blues n'est pas bien connue. On l'attribue habituellement à la chute des hormones après l'accouchement.

Si vous avez connu ce baby blues pour une précédente grossesse, si votre mère ou votre sœur ont l'ont eu, si vous avez eu des problèmes d'infertilité, vous êtes plus sujette au baby blues…

**Les signes du baby-blues**

- anxiété,
- fatigue intense,
- réveils sans raison apparente,
- irritabilité,
- absence de confiance en soi,
- absence de sentiments pour l'enfant,
- larmes faciles,
- mauvaise estime de soi,
- difficulté à trouver le repos,
- hypersensibilité aux critiques,
- sentiment de découragement.

Si ces signes sont fréquents, intenses, et surtout persistent, de même, si vous ressentez une forte anxiété, des sensations bizarres vis-à-vis de vous-même ou de l'enfant, des hallucinations, il faut consulter. Une insomnie sévère doit aussi vous inquiéter. Si vous pouvez vous reposer et dormir lorsque votre bébé est pris en charge, c'est bon signe. Mais, si, même dans ces conditions, vous ne pouvez le faire, c'est un signe d'alerte.

N'hésitez pas à parler aux médecins, sages-femmes, et psychologues de la maternité, ils sont habitués à ces situations et vous aideront efficacement.

## Vos démarches après la naissance de votre bébé

*La déclaration de naissance*

Vous devez faire la déclaration de naissance de votre enfant dans les 3 jours qui suivent la naissance, à la mairie de votre arrondissement ou de votre commune.

Il vous faut certaines pièces : livret de famille ou reconnaissance prénatale anticipée, imprimés de déclaration à retirer auprès de votre maternité.

C'est donc votre conjoint qui s'en charge, parfois la maternité.

*La visite chez le pédiatre*

Votre bébé doit être vu une première fois par un pédiatre dès sa première semaine. Ce premier examen se fait généralement durant votre séjour à la maternité.

Vous devez ensuite prendre rendez-vous chez votre pédiatre pour la visite du premier mois de l'enfant.

*La mise en place du mode de garde*

Commencez à chercher une assistante maternelle ou une nounou à domicile, si tel est votre choix, environ 2 à 3 mois avant le début de la garde.

Si vous attendez une place en crèche, confirmez votre demande.

## Le retour à la maison

### ➤ *Bien vivre ce moment*

Après votre séjour à la maternité, vous voilà enfin de retour chez vous ! Vous êtes partagée entre le bonheur de retrouver votre conjoint, vos enfants plus âgés, votre maison… et une appréhension aussi face à votre nouvelle responsabilité, aux soins que vous allez désormais devoir donner seule à votre nouveau-né.

Cette période est habituellement marquée par une fatigue, des insomnies, et surtout par les réveils nocturnes de votre bébé. Le baby blues peut aussi surgir à ce moment-là.

Aussi, afin de mieux vivre ces premiers moments en famille avec votre tout-petit, il est important de vous organiser à l'avance et de vous faire aider le plus possible.

**Quelques conseils pour bien réussir votre retour à la maison...**

– Faites-vous aider. Votre conjoint est souvent de bonne volonté, mais ne sait pas toujours bien ce qu'il peut faire. Conseillez-le pour qu'il s'occupe de votre bébé, mais aussi pour les différentes tâches de la maison. Trouvez l'aide d'amies qui ont connu le même type de situation.
– Organisez-vous pour prendre du temps pour vous. Demandez l'aide d'une baby-sitter, d'une aide ménagère (le service social de votre mairie peut parfois vous aider).
– N'essayez pas d'être parfaite à la maison. Le ménage peut attendre ou être délégué.
– Aménagez-vous au moins une petite sortie chaque jour.
– Ménagez une sortie par semaine avec votre compagnon en confiant votre bébé.
– Commencez quelques exercices physiques en douceur.

### ➤ *Reprendre une contraception et une sexualité*

Après l'accouchement, vous mettez parfois votre vie sexuelle de côté. Votre enfant est votre priorité, vous avez des petites douleurs qui persistent sur la cicatrice de l'épisiotomie, votre compagnon a peur de vous faire mal... Prenez le temps d'en parler avec lui.

Si vous reprenez une vie sexuelle, et ne souhaitez pas avoir un autre enfant 10 mois plus tard, il faut que vous preniez une contraception. En effet, une ovulation peut avoir lieu dès la fin du premier mois qui suit l'accouchement.

En cas d'allaitement, l'ovulation est en principe repoussée de quelques semaines, mais ce n'est pas systématique.

Si vous ne souhaitez pas recommencer immédiatement une contraception orale, le préservatif masculin semble une contraception bien adaptée à cette période. Les spermicides en gels, ovules ou éponges conviennent aussi, à condition de bien respecter les modalités d'application.

La classique pilule œstro-progestative peut être employée à partir du 20e jour suivant la naissance, ou après le retour des règles, mais il faut l'éviter en cas d'allaitement.

La micropilule progestative peut être utilisée en cas d'allaitement. Elle doit être prise à partir du 20e jour suivant la naissance à la dose de un comprimé par jour, tous les jours environ aux mêmes heures.

Le stérilet peut aussi être mis en place à l'occasion de la visite postnatale au cours du deuxième mois suivant la naissance ou bien après le retour de vos règles. Il est habituel d'opter pour le stérilet lorsque vous avez eu plusieurs enfants ou ne souhaitez *a priori* pas en avoir d'autres ou lorsque vous ne souhaitez pas prendre la pilule.

En pratique :

– Si vous n'allaitez pas, vous avez le choix entre toutes ces méthodes.
– Si vous allaitez, utilisez une méthode locale ou la pilule microprogestative.

Très souvent les jeunes mères envisagent déjà leur enfant suivant et posent la question de l'intervalle requis entre deux grossesses. On ne peut pas fournir de chiffres impératifs dans ce domaine. Il est simplement d'usage de conseiller aux mamans d'attendre quelques mois, le temps de récupérer leur forme. Cependant, votre fertilité diminue avec les années et, à vouloir trop espacer les naissances, vous diminuez parfois vos chances d'avoir un ou plusieurs autres enfants. La décision doit donc être prise en fonction de vos projets de famille, de votre âge et des éventuelles difficultés que vous avez rencontrées pour avoir cette grossesse.

Si vous êtes décidée à avoir deux enfants rapprochés, il paraît légitime de vous contenter de méthodes de contraception locale. L'efficacité n'est pas garantie, mais un « accident » n'en serait pas vraiment un. En revanche, mieux vaut éviter de reprendre la pilule, puisque l'on sait qu'il faut parfois quelques mois entre l'arrêt de pilule et la remise en route de l'ovulation.

## ➤ *Prenez soin de votre corps*

### *Les kilos en trop*

Il est normal de garder quelques kilos superflus les semaines qui suivent la naissance. Mais n'attendez pas trop pour les perdre malgré tout. Cependant, si vous allaitez, il sera plus facile de faire un régime après l'allaitement.

### *La rééducation du périnée*

Le périnée est le soutien musculaire de vos organes. Ce muscle a été très sollicité lors de la naissance et a perdu de sa tonicité, ce qui peut avoir comme conséquences une incontinence urinaire, ou, à plus long terme, une descente d'organes, appelée prolapsus.

L'incontinence urinaire peut survenir tout de suite après la naissance. Elle disparaît habituellement en quelques semaines. C'est plutôt à long terme qu'elle peut réellement s'installer. La rééducation périnéale, pratiquée avec une sage-femme ou un kinésithérapeute, fait partie des moyens de prévention de ce problème. Débutez-la environ 6 semaines après la naissance, vous éviterez ainsi que les douleurs du périnée ou de la cicatrice d'épisiotomie ne perturbent les exercices.

Lorsqu'il existe une faiblesse musculaire marquée, le kinésithérapeute vous propose des exercices accompagnés d'une stimulation électrique qui augmente l'efficacité de la rééducation.

### *La consultation postnatale*

Cette consultation est obligatoire, elle peut être réalisée par un médecin ou une sage-femme, et doit avoir lieu au cours du 2e mois suivant la naissance, habituellement six semaines après.

Elle vous permettra de faire le point sur les suites de votre accouchement et sur vos relations avec votre enfant.

Avez-vous :

- Des saignements, des douleurs du périnée ou de la cicatrice d'épisiotomie ?
- Des difficultés à allaiter ?
- Des signes évocateurs d'une dépression ? À cette date, le classique baby blues s'est en principe estompé. En cas de persistance des signes, n'hésitez pas à consulter psychologue ou un psychiatre.
- Des difficultés à la reprise des relations sexuelles ?

L'examen gynécologique permet d'évaluer la tonicité de votre périnée et de confirmer la nécessité d'une rééducation périnéale. Un frottis de dépistage peut être pratiqué à cette occasion.

Votre contraception est réévaluée. Parfois, un stérilet est mis en place.

Si vous n'êtes pas immunisée contre la rubéole, vous serez vaccinée sous couvert d'une contraception.

## Les questions le plus souvent posées

**« Peut-on prévoir la date de l'accouchement ? »**
*C'est un secret bien gardé par votre bébé. Il n'y a aucun moyen fiable pour prédire cette date. Le col est parfois très « mûr » lors d'une consultation, c'est-à-dire largement ouvert. Pourtant, de nombreux jours, voire semaines peuvent s'écouler avant que les contractions ne commencent.*
*Inversement, alors que le col est fermé, vous pouvez perdre les eaux. Il faudra alors vous rendre à la maternité.*
*La date de l'accouchement n'est connue qu'en cas de déclenchement ou de césarienne programmée. Mais même dans ces cas-là, il peut arriver que l'accouchement débute avant la date prévue.*

**« Quand faut-il partir pour la maternité ? »**
*Il faut tenir compte de deux critères : les contractions et la perte des eaux.*
*Le début de l'accouchement peut être d'emblée intense avec des contractions très rapprochées. Le plus souvent, il y a une période d'hésitation, avec des contractions irrégulières. Lorsque vous avez des contractions rapprochées de moins de 10 minutes, régulières pendant plus d'une heure, vous pouvez partir pour la maternité.*
*Si votre col a été trouvé très ouvert lors de la dernière consultation ou si vous avez déjà accouché très rapidement précédemment, partez plus rapidement.*
*La perte des eaux doit également vous faire partir pour la maternité. C'est une perte nette de liquide qui se répète. En cas de doute, n'hésitez pas à consulter.*
*La perte du bouchon muqueux est une expulsion de glaire, mêlée à quelques traces de sang. Elle peut se produire longtemps*

*avant l'accouchement ou pas du tout. Ce n'est un signe ni nécessaire ni suffisant pour partir à la maternité.*

**« Peut-on prévoir l'intensité des douleurs d'accouchement ? »**
*Non. C'est seulement lors de l'accouchement lui-même que vous mesurerez cette douleur. Les douleurs sont très variables d'un accouchement à l'autre. Même si vous n'envisagez pas* a priori *d'avoir recours à la péridurale, mieux vaut avoir consulté l'anesthésiste et fait le bilan pour la péridurale. Vous aurez ainsi le choix le moment venu.*

**« Les signes de début d'accouchement sont-ils les mêmes pour un accouchement par le siège ? pour des jumeaux ? »**
*Oui. Le début d'accouchement se manifeste toujours par des contractions ou par la perte des eaux.*

**« Quelle est la durée de l'accouchement ? »**
*Pour un premier accouchement, la première phase – de dilatation – dure en moyenne 6 heures, mais avec de grandes variations (de 15 minutes de très nombreuses heures). La deuxième phase, la naissance proprement dite, peut durer de quelques minutes à 2 heures.*
*Pour les accouchements suivants, la phase de dilatation est en moyenne raccourcie de 1 à 2 heures, soit 4 ou 5 heures. La phase de naissance dure de quelques minutes à 2 heures.*
*On compte donc en moyenne 7 à 8 heures pour un premier accouchement, 5 à 6 heures pour les suivants. La délivrance du placenta demande 5 à 30 minutes.*

**« L'épisiotomie est-elle systématique ? »**
*Non. L'épisiotomie est destinée à faciliter la sortie de l'enfant. On croyait qu'elle évitait à long terme les problèmes d'incontinence urinaire et de descente d'organes. Mais cela n'est pas*

*confirmé. La tendance actuelle est de diminuer le nombre d'épisiotomies.*

**« Est-ce que le forceps est dangereux ? »**
*L'image négative du forceps date du début du XX^e siècle, lorsqu'il était utilisé pour éviter à tout prix la césarienne. Actuellement, il s'agit d'une aide à la naissance, soit parce que vos efforts ne parviennent pas à faire naître l'enfant, soit parce que celui-ci manifeste une certaine impatience. Dans ces conditions, le forceps ainsi que la ventouse ne sont pas dangereux, mais évitent que l'enfant souffre d'un accouchement trop long.*

**« Qu'entend-on par délivrance ? »**
*Ce terme désigne simplement l'expulsion du placenta.*

**« Faut-il toujours pratiquer une césarienne lors d'une présentation par le siège ? »**
*Les attitudes ont un peu évolué ces dernières années. Certaines études ont plaidé en faveur d'une césarienne systématique. Des évaluations plus récentes conduisent à accepter un accouchement par les voies naturelles si toutes les conditions favorables sont réunies. C'est une décision qui sera prise avec votre médecin en fin de grossesse.*

**« Est-il dangereux de déclencher l'accouchement ? »**
*On peut distinguer deux types de déclenchement. Lors d'un déclenchement pour des raisons médicales, il arrive que l'enfant soit en danger si on laisse évoluer la grossesse. C'est le cas, par exemple, lorsqu'il existe une hypertension artérielle sévère, un diabète. Dans ces conditions, le déclenchement est utile pour éviter des complications pour l'enfant.*
*Dans d'autres cas, le déclenchement n'a pas de raison médicale, mais il s'agit d'une demande de votre part pour des raisons*

*d'organisation familiale par exemple. Un tel déclenchement n'est pas dangereux, à condition de respecter un certain nombre de règles strictes. Il faut s'assurer de la bonne maturité de l'enfant et des bonnes conditions locales, en particulier de la maturité du col.*

**« J'ai entendu que l'on pratique plus de césariennes après 35 ans… ? »**

*Il est vrai que, globalement, le taux de césariennes augmente après 35 ans. C'est surtout vrai pour une première naissance.*

TROISIÈME PARTIE

# Quelles sont les difficultés possibles ?

CHAPITRE 8

# *Et si la grossesse ne vient pas ?*

Le défi principal de la femme qui souhaite avoir un enfant après 35 ans est bien celui de sa fertilité. La capacité d'obtenir une grossesse commence à diminuer, diminution qui s'accélère à partir de 40 ans.

Le mot de stérilité fait parfois peur, mais c'est le terme médical qui est utilisé habituellement quand le couple après deux ans de rapports réguliers n'a pas obtenu de grossesse. On parle plutôt maintenant d'infertilité.

Après 35 ans, attendre deux ans avant de demander une aide médicale risque de réduire fortement vos chances d'avoir une grossesse. Classiquement, on conseille aux femmes de consulter au bout d'un an si elles n'obtiennent pas de grossesse, mais je vous conseille de consulter plus tôt, dans un délai de six mois à partir de 35 ans, et de trois mois, voire moins, après 40 ans. Si vous avez déjà essayé d'être enceinte sans succès dans le passé, il faut consulter sans délai.

Consulter un médecin permet de mettre toutes les chances de votre côté comme on l'a vu dans le chapitre 3, de recevoir des conseils tels que les dates recommandées pour avoir des rapports...

Globalement, avant 35 ans, si le couple ne parvient pas à une grossesse, l'origine de l'échec est découverte dans 30 % des cas chez la femme, dans 30 % chez l'homme et la femme à la fois, dans 20 % des cas chez l'homme. Les derniers 20 % n'ont pas de cause reconnue. Le pourcentage des difficultés d'origine féminine augmente après 35 ans.

## Ne pas trop attendre

La recherche des causes et éventuellement les traitements de l'infertilité peuvent peser lourd sur le plan psychologique et dans l'équilibre du couple. Il est donc essentiel de bien réfléchir à votre motivation et à celle de votre conjoint, ainsi qu'au retentissement attendu en cas d'échec. Dès les premières consultations, vous serez informés sur les chances de succès, qui dépendent pour une très large part, en tout cas d'un point de vue statistique, de votre âge. Il est important de rester réaliste sur les chances de réussite. Il faut aussi savoir renoncer, par exemple en se donnant des limites dans le temps, et être capable d'envisager toutes les alternatives, telles que l'adoption, pour laquelle le parcours est assez long, ou le choix d'une vie sans enfant.

## La consultation en couple

### ➤ *Votre examen*

Votre médecin réunit les informations sur votre passé médical et gynécologique, comme pour la consultation d'information avant la grossesse (voir p. 37). Il vous pose en particulier les questions suivantes :

- Avez-vous subi des interventions chirurgicales de l'abdomen ?
- Avez-vous eu des infections des trompes dans le passé (salpingite) ?
- Êtes-vous fumeuse ?
- Votre médecin vous interrogera également sur l'éventuelle prise de médicaments (DES ou Distilbène® ou Stibœstrol-Borne®) par votre mère lorsqu'elle était enceinte de vous.

L'examen gynécologique permet de rechercher d'éventuelles anomalies de l'utérus et des ovaires.

### ➤ *L'examen de votre conjoint*

Votre médecin va rechercher l'existence de certains antécédents. Les testicules étaient-ils bien descendus à la naissance ou une intervention chirurgicale ou un traitement ont-ils été nécessaires ? Y a-t-il eu des infections urinaires à répétition ? Une prostatite ? Les oreillons à l'âge adulte ? Une intervention pour hernie ? Une exposition à des produits toxiques ? Une chimiothérapie ? On sait aussi que les sous-vêtements trop serrés, le tabac, l'alcool, la drogue peuvent altérer la fertilité masculine. L'exposition au Distilbène® *in utero* enfin peut entraîner une baisse de fertilité chez l'homme également.

Par l'examen clinique des testicules, le médecin recherche un éventuel volume anormal ou la présence de varices (varicocèles).

Cette première étape oriente vers des examens complémentaires qui sont mis en route rapidement et que nous allons décrire en détail.

## Les examens nécessaires

### ➤ *La courbe de température*

La courbe de température permet de confirmer la présence et la qualité de l'ovulation et d'indiquer la date à laquelle pratiquer certains examens.

Une courbe normale (voir figure p. 60) présente une première partie basse, un décalage franc de température, puis une deuxième partie en plateau. Si la température reste basse durant tout le cycle, c'est qu'il n'y a pas d'ovulation. Si elle s'élève pour une durée brève, c'est le signe d'une moindre sécrétion de la progestérone, qui reflète une qualité insuffisante de l'ovulation. Enfin, si, après le décalage de température, la courbe reste haute plus de 18 jours, c'est le signe d'une grossesse probable.

La période féconde, rappelons-le, est située dans les quelques jours précédant la montée de température.

Des tests d'autodiagnostic dans les urines permettent de préciser le pic d'hormone LH qui précède de 24 à 36 heures l'ovulation.

### ➤ *Le test postcoïtal ou test de Hühner*

Ce test est pratiqué juste avant l'ovulation, donc avant la montée de la température. Un rapport a lieu la veille et la femme se rend au laboratoire pour un prélèvement vaginal. Il informe sur la quantité et la qualité de la glaire issue du col de l'utérus qui transporte les spermatozoïdes et sur la présence et la vitalité de ceux-ci.

On doit trouver des spermatozoïdes nombreux et mobiles à l'examen de la glaire dans les 6 à 20 heures qui suivent un rapport.

### ➤ *Les dosages hormonaux*

Les dosages hormonaux renseignent par une prise de sang sur le fonctionnement des ovaires et de l'hypophyse (glande située à la base du cerveau qui commande les ovaires).

On dose habituellement l'œstradiol, hormone sécrétée par l'ovaire, deux hormones sécrétées par l'hypophyse (FSH et LH), ainsi que la prolactine hypophysaire, car son augmentation peut perturber le fonctionnement de l'ovaire. Toutes ces hormones sont analysées en début de cycle (2$^{e}$ ou 3$^{e}$ jour après le début des règles). La progestérone, elle, est dosée en deuxième partie de cycle pour apprécier la qualité de l'ovulation.

Il est important d'évaluer votre réserve ovarienne en follicules, c'est pourquoi on dose également une hormone particulière, l'inhibine B, et parfois l'hormone antimullérienne qui participent à la régulation du cycle menstruel.

Lorsque le travail de l'ovaire est insuffisant, il se produit une augmentation de FSH, une diminution de l'inhibine B et/ou une élévation de l'hormone antimullérienne. Les chances de grossesse sont alors très diminuées. Certains tests dynamiques évaluent les variations hormonales après des traitements de stimulation.

### ➤ *L'échographie pelvienne*

Elle permet d'évaluer la forme et les dimensions de l'utérus et d'en apprécier les anomalies éventuelles, fibromes, polypes pouvant gêner l'implantation de l'embryon.

### ➤ *L'hystérographie*

C'est une radio de l'intérieur de l'utérus et des trompes qui permet d'évaluer la qualité de la cavité utérine et la perméabilité des trompes.

### ➤ *La cœlioscopie*

Elle permet de visualiser l'utérus et les trompes grâce à un système d'optique introduit au niveau de l'ombilic, elle est pratiquée sous anesthésie générale.

Le chirurgien vérifie la perméabilité des trompes en y faisant passer un liquide. Il recherche aussi des adhérences pouvant gêner la migration de l'ovule ou des lésions d'endométriose pouvant perturber la fertilité.

Le chirurgien peut procéder durant le même temps opératoire à la désobstruction des trompes, à la libération d'éventuelles adhérences, au traitement de l'endométriose.

### ➤ *L'hystéroscopie*

Il s'agit d'un examen par les voies naturelles qui permet grâce à un système d'optique d'observer l'intérieur de l'utérus, à la recherche en particulier de polypes ou de fibromes.

### ➤ *Le spermogramme*

Il permet d'étudier le nombre de spermatozoïdes, leur mobilité, le taux de formes normales et anormales. Les résultats peuvent évoluer dans le temps, c'est pourquoi, en cas d'anomalie, l'examen est à nouveau effectué après quelques semaines, de préférence dans un laboratoire spécialisé.

## Les infertilités féminines

La fertilité est évaluée par les chances d'obtenir une grossesse chaque mois : elle est de l'ordre de 20 % à 25 ans, 12 % à 35 ans, 6 % à 40 ans et proche de zéro à 45 ans et plus.

La cause dominante d'infertilité à partir de 35 ans est le mauvais fonctionnement des ovaires. Cette défaillance progressive s'accentue jusqu'à l'absence totale d'ovulation.

Par ailleurs, les femmes accumulent avec le temps les principaux facteurs de risque d'infertilité. Elles ont été plus longtemps exposées au risque d'obstruction des trompes par infection, les adhérences sont plus fréquentes, de même que l'endométriose.

### ➤ *L'insuffisance ovarienne*

Il s'agit d'une absence ou d'une anomalie de l'ovulation, ou d'une anomalie de la cellule féminine : l'ovocyte ou ovule. L'ovaire n'a pas assez de follicules qui arrivent à maturation jusqu'à l'ovulation.

C'est souvent le cas chez des femmes d'une quarantaine d'années qui peuvent avoir des règles encore plusieurs années, mais pas d'ovulation, une ovulation de qualité insuffisante, ou produisant des ovules non fécondables.

Une croyance répandue est que l'on reste fertile aussi longtemps que l'on a ses règles. En réalité, la fertilité décline nettement dix ans avant l'âge moyen de la ménopause, qui a lieu à peu près à 50 ans.

Parfois, la défaillance vient de la commande par l'hypophyse des hormones FSH et LH. Des médicaments permettent alors d'aider l'ovulation. L'un des traitements médicamenteux repose sur des comprimés. Un autre traitement est l'injection d'hormones qui ont les effets des hormones hypophysaires : FSH favorise la maturation des follicules, puis LH permet l'ovulation. Les résultats de ces traitements dépendent de l'âge, mais aussi du fonctionnement des ovaires, variable d'une femme à l'autre dans une même tranche d'âge. Un inconvénient de ces médicaments est leur capacité à déclencher plusieurs ovulations : le risque de grossesse multiple en est donc accru, bien qu'il soit modéré par l'avancée en âge.

Les problèmes majeurs après 40 ans sont la possibilité d'obtenir un embryon ou plus fréquemment l'échec de son implantation. C'est pourquoi, même avec des tests hormonaux normaux et des ovulations apparemment normales, il est souvent difficile d'obtenir une grossesse. Souvent, les traitements sont inefficaces.

### ➤ *L'insuffisance en progestérone*

On parle d'insuffisance en progestérone lorsque la sécrétion de cette hormone par l'ovaire après l'ovulation est basse. C'est elle qui permet une bonne implantation de la grossesse. Des traitements hormonaux peuvent améliorer ce déficit.

### ➤ *Une obstruction des trompes*

Le risque d'obstruction des trompes augmente après 35 ans. Si les trompes sont obstruées, c'est le plus souvent en raison d'une infection ancienne, cet obstacle rend impossible la rencontre entre les spermatozoïdes et l'ovocyte. Dans ce cas, deux traitements sont possibles.

La chirurgie permet de traiter cet obstacle. Cependant, après une telle intervention, les trompes ont tendance à se refermer ou à rester altérées.

L'autre méthode est le recours à la fécondation *in vitro*.

### ➤ *L'endométriose*

Il s'agit d'une migration anormale du tissu qui recouvre l'intérieur de l'utérus (endomètre) et qui vient se nicher sur les ovaires, en arrière de l'utérus ou sur les trompes. Ce tissu peut gêner le fonctionnement de ces organes. Le traitement repose sur la destruction des lésions gênantes et peut être médical ou chirurgical.

### ➤ *Une anomalie de la glaire*

La glaire joue le rôle d'ascenseur pour les spermatozoïdes au niveau du col. Elle est parfois en quantité ou de qualité insuffisantes. Certains traitements médicaux peuvent l'améliorer. L'insémination artificielle intra-utérine peut être une autre solution.

### ➤ *Est-ce psychologique ?*

On tend un peu facilement à parler de blocage psychologique. Il est vrai qu'un contexte psychologique difficile peut avoir des répercussions sur la fertilité féminine. C'est possible par exemple dans le cas de grands traumatismes à la suite desquels il y a absence d'ovulation et de règles. Une aide spécialisée par un psychologue ou un psychiatre peut alors être utile.

Mais il faut éviter les interprétations excessives dans ce sens :

« Si la grossesse ne vient pas, c'est sûrement pour une raison psychologique : la grossesse n'est pas assez ou trop désirée. »

Une telle phrase peut faire méconnaître des causes physiques et entraîner une perte de temps. Dans l'ensemble, les causes purement psychologiques, même lorsqu'on ne trouve pas la cause organique sont rares.

## Le « mythe du stress »

Des femmes qui ne parviennent pas à être enceintes me rapportent des propos récurrents de leur entourage ou même de certains professionnels :

« Vous pensez trop à votre souhait de grossesse, c'est cela qui vous empêche d'être enceinte. »

« Tu es trop stressée par ton travail ! »

« Peu-être ne voulez-vous pas vraiment votre enfant à un niveau inconscient. »

« Le problème est que vous ne devez pas être vraiment prête pour votre grossesse. »

« Vous devez vous relaxer. »

Ce sont des idées fausses.

– Mais, pour vous, c'est particulièrement pénible : vous ne parvenez pas à obtenir votre grossesse et on vous en rend responsable.

– Bien sûr, un retentissement sur la fertilité peut se produire dans des cas de grands stress physiques ou moraux, pouvant même se manifester par une absence d'ovulation et de règles. Ces situations sont rares.

– Il faut se garder de considérer que le stress est la cause prépondérante des difficultés de procréer et donc rechercher les autres causes.

### ➤ *Les infertilités sans cause*

Dans la mesure des moyens actuels, il reste un certain nombre de situations pour lesquelles on ne décèle pas l'origine exacte de l'infertilité féminine. Compte tenu des progrès dans ce domaine, il est vraisemblable que davantage de causes seront connues à l'avenir.

### ➤ *Pilule et stérilet ont-ils une influence sur la fertilité ?*

Après l'arrêt de la pilule, la remise en route du fonctionnement des ovaires et le retour des ovulations peuvent être retardés de quelques mois. Si vos règles tardent à revenir, mieux vaut consulter rapidement afin d'évaluer la situation.

La pilule n'entraîne pas d'infertilité. Simplement, si une anomalie de fonctionnement des ovaires existe, elle peut être masquée par la prise de pilule qui donne des règles artificielles régulières et empêche l'ovulation.

Lors de l'arrêt de la pilule, les anomalies antérieures ou qui ont pu survenir depuis deviennent apparentes.

Le stérilet peut entraîner des infections et une obstruction des trompes. Parfois, celles-ci se sont manifestées par des douleurs importantes, une fièvre, des pertes de sang. Mais une telle infection a pu aussi être très discrète et l'obstacle remarqué seulement lors de l'exploration des trompes par hystérographie ou cœlioscopie.

## Les infertilités masculines

### ➤ *Peut-on vraiment dire qu'un homme est infertile ?*

Il est difficile d'affirmer qu'un homme est infertile. C'est possible lorsque plusieurs spermogrammes montrent une absence totale de spermatozoïdes. En dehors de ce cas, il est très difficile de se prononcer. En effet, il existe de très grandes variations de certains paramètres sans que l'on puisse établir des « normes » strictes.

### ➤ *Quelles sont les « normes » des caractéristiques du sperme ?*

L'OMS donne les normes suivantes : volume de sperme émis : de 2 à 3 ml, 20 millions de spermatozoïdes par ml, mobilité initiale supérieure à 50 % des spermatozoïdes, puis supérieure à 40 % après 4 heures. Le nombre de spermatozoïdes atypiques, c'est-à-dire ayant une forme anormale, ne doit pas dépasser 50 %.

Il existe une certaine relation statistique entre les anomalies de chacun de ces paramètres et les chances de grossesse. Il n'est cependant pas possible de prédire clairement les chances de grossesse avec ces seuls chiffres.

### ➤ *L'absence de spermatozoïdes*

L'absence totale de spermatozoïdes ou azoospermie se rencontre chez 8 % des hommes consultant pour infertilité.

Dans certains cas, c'est en réalité une obstruction du passage des spermatozoïdes qui est en cause. Ce peut être par exemple une anomalie de l'épididyme, canal partant du testicule et transportant les spermatozoïdes. Une intervention peut alors permettre de lever l'obstacle. Il est aussi possible de prélever des spermatozoïdes par ponction en amont de l'obstacle. Ils pourront être utilisés dans le cadre d'une fécondation *in vitro* avec micro-injection de spermatozoïdes.

Dans d'autres cas, il n'y a aucune production de spermatozoïdes. L'explication peut être une anomalie hormonale, ou bien une anomalie chromosomique.

Il existe un cas particulier : celui d'un traitement contre un cancer ou une maladie du sang. La chimiothérapie et la radiothérapie peuvent être dangereuses pour la fabrication des spermatozoïdes. C'est pourquoi, si de tels traitements sont nécessaires, il est habituel de proposer à l'homme une congélation de son sperme. Après le traitement, si la production de spermatozoïdes se rétablit, les spermatozoïdes congelés ne seront pas utilisés. Dans le cas inverse, une insémination ou une fécondation *in vitro* pourra être pratiquée.

### ➤ *L'insuffisance du sperme*

Une insuffisance du sperme peut porter sur différents paramètres : le nombre, la mobilité, la morphologie.

Certaines anomalies peuvent être traitées. Lorsqu'il s'agit d'une insuffisance hormonale, d'une infection du sperme, ou encore de varicocèles (varices sur la partie visible des bourses pouvant gêner la fabrication des spermatozoïdes), un traitement est possible.

Mais la majorité des insuffisances de sperme reste inexpliquée. Dans ces cas-là, on a alors le plus souvent recours à l'insémination intra-utérine qui facilite l'ascension des spermatozoïdes ou à la fécondation *in vitro* qui met en présence l'ovule et les spermatozoïdes, ou bien encore à la fécondation *in vitro* avec micro-injection.

Dans quelques rares cas, il existe une incompatibilité immunologique : des anticorps antispermatozoïdes chez l'homme ou, très rarement, chez la femme. Dans ce cas, les spermatozoïdes s'agglutinent et sont incapables de migrer dans la glaire cervicale. Des traitements ont été proposés. La fécondation *in vitro* peut aussi être une solution.

### ➤ *L'âge et la fertilité*

Dans la plupart des couples, les conjoints ont des âges proches. Tandis que chez la femme il y a une baisse très importante de la fertilité surtout à partir de 40 ans, chez l'homme la diminution est plus progressive avec l'âge. Il faut noter que les hommes se remettent plus facilement en couple après une séparation que les femmes ; ils choisissent une femme plus jeune et ainsi les « pères tardifs » sont plus nombreux que les « mères tardives ». Mais un autre élément qui peut jouer un rôle est la diminution de fréquence des rapports sexuels, par baisse de la libido et éventuellement troubles de l'érection.

## Quels sont les traitements possibles ?

### ➤ *Qui consulter ?*

Il existe deux niveaux de consultation qui correspondent à deux types de spécialistes.

#### *D'abord un gynécologue*

Dans un premier temps, vous pouvez voir un gynécologue ou un gynécologue-obstétricien pour faire le point à l'aide des examens de base déjà cités (courbe de température, dosages hormonaux, test de Hühner, hystérographie, parfois cœlioscopie…).

### *Puis un spécialiste de l'infertilité*

Si des traitements spécialisés s'avèrent nécessaires, votre médecin vous adressera à un médecin spécialiste ou à un centre spécialisé. Ce sera le cas par exemple pour certaines stimulations des ovaires qui demandent une surveillance, notamment échographique, afin de limiter le risque de grossesse multiple. Ce sera indispensable s'il est question d'une méthode comme une fécondation *in vitro*, puisqu'un certain nombre de centres seulement sont agréés par le ministère de la Santé.

J'appartiens pour ma part à la catégorie des gynécologues-obstétriciens. Mon domaine est en priorité celui des grossesses à risque, ce qui m'a conduit à m'intéresser aux grossesses après 35 ans. Mais je ne suis pas spécialisé dans le domaine de l'infertilité, qui demande, entre autres, des techniques d'aide médicale à la procréation telles que la fécondation *in vitro*.

## ➤ *Les traitements hormonaux*

Il existe des médicaments qui déclenchent ou améliorent l'ovulation.

### *Le clomifène*

Le clomiféne stimule la sécrétion des hormones hypophysaires FSH et LH (voir p. 59). Ces dernières stimulent à leur tour les ovaires.

Des effets secondaires peuvent survenir. La stimulation des ovaires peut donner des douleurs et parfois un trouble particulier de la vision : l'effet d' « étoile filante ». Il existe un risque de grossesse multiple d'environ 5 %.

*Hormones de type hypophysaire*

On peut aussi améliorer l'ovulation par injection des hormones de type FSH et LH (voir p. 227). Dans un premier temps sont pratiquées des injections d'hormones de croissance folliculaire, puis une deuxième hormone est injectée pour déclencher l'ovulation.

Ces médicaments sont puissants et leur maniement délicat. Le taux de succès dépend des conditions initiales de l'ovaire. Il existe un risque de grossesse multiple modéré par l'avance en âge et un risque d'hyperstimulation, peu fréquent, avec augmentation importante du volume des ovaires et douleurs abdominales.

Ce traitement demande une surveillance particulière, biologique et échographique, afin d'optimiser les chances d'obtenir une grossesse, de limiter les risques de grossesse multiple et d'hyperstimulation.

*Bromocriptine*

Certaines femmes ont une sécrétion excessive d'une hormone de l'hypophyse, la prolactine, avec souvent un écoulement de lait. Cette anomalie peut perturber l'ovulation. Dans ce cas, le traitement employé est la bromocriptine, qui a la capacité de diminuer la quantité de prolactine.

### ➤ *La chirurgie des trompes*

Selon la localisation de l'obstacle au niveau de la trompe, la chirurgie remporte un succès plus ou moins franc. Lorsque l'obstacle se situe dans la partie initiale très fine de la trompe, les chances de succès sont faibles. Lorsque l'obstacle se situe à l'extrémité de la trompe, il y a plus de chances de réussite si la qualité de la muqueuse qui recouvre l'intérieur des trompes a été préservée.

Il faut évaluer les chances qu'apportera la chirurgie, le plus souvent pratiquée par cœlioscopie, et mettre en balance ces chances de succès par la chirurgie avec celles d'une fécondation *in vitro* pour choisir la méthode qui vous donnera le plus de chances de succès.

## ➤ *L'insémination artificielle*

### *Comment se passe l'insémination ?*

L'insémination artificielle se fait le plus souvent avec le sperme de votre conjoint. Le sperme est parfois placé à l'aide d'une petite paille, dite « paillette » dans le col de l'utérus. Mais, le plus souvent, il s'agit d'une insémination intra-utérine, qui demande au préalable une préparation du sperme dans un laboratoire agréé.

Cette insémination peut avoir lieu au cours d'un cycle naturel ou bien avec une stimulation ovarienne, qui augmente les chances de succès.

### *Dans quels cas utiliser cette technique ?*

L'insémination avec le sperme du conjoint est indiquée dans les anomalies de la glaire cervicale, dans certaines anomalies du sperme et, enfin, dans certains cas d'infertilité inexpliquée.

### *Résultats*

Le taux de réussite dépend entre autres des conditions d'ovulation et de l'âge de la femme. Une étude récente de l'Inserm a montré que le taux de succès de ces grossesses est de 25 % de 28 à 30 ans, à moins de 15 % à 38 ans et à peine 5 % à 42 ans.

*Le recours au sperme d'un donneur*

En cas d'infertilité masculine, on peut avoir recours à l'insémination avec sperme d'un donneur. Le don de sperme est organisé en France par les CECOS. Des précautions sont prises en ce qui concerne les risques d'infection, en particulier par le sida. Actuellement le nombre de donneurs reste limité et les délais d'attente sont importants. Certains centres refusent la prise en charge des couples lorsque la femme a 40 ans et plus. Et ces actes ne sont plus pris en charge par l'assurance maladie après le 43e anniversaire de la femme.

### ➤ *Les fécondations* in vitro

*Qu'est-ce qu'une fécondation* in vitro *ou FIV ?*

Lors de la FIV, la fécondation se produit dans une éprouvette, d'où le nom de fécondation *in vitro*. La première naissance de bébé conçu par fécondation *in vitro* date de 1978 en Angleterre ; la première naissance de ce type en France date de 1982. Cette méthode a d'abord été employée dans les cas d'infertilité due à un obstacle au niveau des trompes, puis dans des cas d'infertilité masculine et enfin dans des cas d'infertilité inexpliquée.

Dans cette dernière situation, il est habituel d'attendre un délai de deux ans ou plus après l'échec des autres méthodes avant d'envisager une fécondation *in vitro*. Ce délai peut être réduit selon l'âge de la mère.

En pratique, on procède à une stimulation ovarienne par une première hormone afin d'augmenter le nombre d'ovocytes matures. La surveillance se fait par des dosages hormonaux et par échographie. L'ovulation est ensuite déclenchée par une deuxième hormone au moment propice.

Le recueil des ovocytes est réalisé par ponction sous contrôle échographique. On obtient en moyenne une dizaine d'ovocytes. Le sperme est alors mis en présence des ovocytes *in vitro* dans le liquide de culture. Deux jours plus tard, le ou les embryons sont transférés dans l'utérus de la femme.

Les embryons qui ne sont pas utilisés sont congelés pour être éventuellement utilisés ultérieurement. Cependant, le taux de réussite par transfert d'embryons congelés (15 %) est nettement inférieur au taux de réussite par transfert d'embryons frais (25 % ou plus).

### *Fécondation* in vitro *avec micro-injection de spermatozoïdes ou ICSI*

L'ICSI *(intra cytoplasmic spermatozoid injection)* est une autre méthode de fécondation *in vitro*. Cette technique est employée lorsqu'il y a des anomalies importantes du sperme en nombre ou en mobilité. Il s'agit d'une micromanipulation sous microscope avec micropipette, qui permet d'injecter directement le spermatozoïde choisi au centre de l'ovocyte.

La loi de bioéthique (1994) précise que ces techniques s'adressent aux couples mariés ou en mesure d'apporter une preuve de vie commune de plus de deux ans. C'est parfois un problème, lorsque le temps est compté à la quarantaine.

### *Les résultats des fécondations* in vitro

#### LE NOMBRE DE GROSSESSES

Il existe en France un dossier national dit FIVNAT qui centralise les résultats. Le nombre de ponctions total pour prélèvement d'ovocytes en 2001 était de 40 131 répartis en 48,9 % de fécondations *in vitro* conventionnelles et 50,8 % de micro-injections.

Le tableau ci-dessous donne les résultats de la FIV et de l'ICSI en 2001 selon l'âge de la femme.

**Résultats de la FIV et de l'ICSI selon l'âge : pourcentage de grossesses et d'accouchements (FIVNAT)**

| Âge | FIV | | ICSI | |
|---|---|---|---|---|
| | Pourcentage de grossesse/ ponction | Pourcentage d'accouchement/ponction | Pourcentage de grossesse/ ponction | Pourcentage d'accouchement/ ponction |
| ≤ 24 ans | 21,3 | 17,2 | 26,4 | 20,7 |
| 25-29 | 23,4 | 19,8 | 27,1 | 22,4 |
| 30-34 | 23,7 | 20,0 | 26,5 | 22,4 |
| 35-37 | 21,6 | 17,2 | 24,1 | 18,8 |
| 38-39 | 18,3 | 13,1 | 19,1 | 13,9 |
| 40-41 | 15,1 | 10,5 | 15,6 | 10,1 |
| 42-44 | 10,0 | 6,5 | 9,6 | 5,6 |
| ≥ 45 | 3,0 | 0,7 | 4,8 | 3,7 |

On voit que le taux de grossesses débutantes diminue avec l'âge, surtout à partir de 38 ans. On doit tenir compte aussi du taux de fausses couches croissant avec l'âge. Au total, les pourcentages d'enfants nés par fécondation qui sont de 20 % (FIV) et 22,4 % (ICSI) à 30-34 ans, passent à 13 % et 13,9 % à 38-39 ans, 6,5 % et 5,6 % à 42-44 ans. Ils sont très bas, 0,7 % et 3,7 % à 45 ans et plus.

Il existe chaque année en France 6 000 à 7 000 enfants nés à partir de FIV et ICSI.

### L'ÉVOLUTION DES GROSSESSES APRÈS UNE FÉCONDATION *IN VITRO*

Des fausses couches apparaissent plus fréquemment que dans la moyenne générale. Il faut rappeler que le taux moyen de fausses couches est d'environ 15 % pour l'ensemble des grossesses. Après une FIV, ce taux est de l'ordre de 20 %. Il dépend beaucoup de l'âge : 15 % avant 30 ans, 16 % à 30-25 ans, 25 % à 38-39 ans, 30 % à 40 ans, 40 % à 42 ans et plus.

L'embryon étant introduit dans l'utérus, il paraît étonnant que des grossesses extra-utérines s'observent. C'est pourtant le cas dans 3 à 5 % de ces grossesses.

L'évolution des enfants nés par FIV est normale. Les variations observées sont liées au grand nombre de grossesses multiples, ce qui entraîne un plus grand nombre d'enfants prématurés et de petit poids.

### COMBIEN D'EMBRYONS SONT TRANSFÉRÉS DANS L'UTÉRUS ?

Aux commencements de ces techniques, on transférait quatre ou cinq embryons à la fois chez la femme. Ce fut au prix d'un grand nombre de grossesses triples ou quadruples.

Progressivement, on a adapté les transferts selon différents paramètres, par exemple, il est démontré qu'il existe moins de risques de grossesse multiple à partir de la fécondation *in vitro* lorsque l'âge avance (alors que parmi les grossesses spontanées on observe plus de grossesses multiples). Ainsi, il est devenu habituel de transférer deux embryons chez une femme de moins de 38 ans pour sa première tentative et trois embryons à partir de 38 ans lorsque le nombre de tentatives augmente.

### ➤ *La législation de l'assistance médicale à la procréation*

L'assistance médicale à la procréation (AMP) est encadrée par la loi du 29 juillet 1994, révisée le 6 août 2004, dite loi de bioéthique, et un certain nombre de décrets. L'AMP englobe les FIV et l'insémination artificielle. Depuis le texte du *Journal officiel* du 30 mars 2005, ces actes ne sont plus remboursés au-delà du 43$^{e}$ anniversaire de la femme.

#### *L'assistance médicale à la procréation avec les ovocytes et spermatozoïdes du couple*

Les lois précédemment citées indiquent : « Ces méthodes ne peuvent être pratiquées que par des praticiens agréés dans des centres ayant obtenu l'autorisation. »

« L'homme et la femme formant un couple doivent être vivants, en âge de procréer, mariés ou en mesure d'apporter la preuve d'une vie commune d'au moins deux ans et consentant préalablement au transfert d'embryon pour l'insémination. »

L'équipe médicale a donc l'obligation de demander les documents attestant mariage ou vie commune (certificat de concubinage délivré par la mairie ou factures de loyer commun…). Cette période de deux ans est d'ailleurs un réel obstacle pour les couples d'un certain âge, qui doivent suivre des démarches administratives alors que le temps de la procréation leur est compté.

« L'équipe médicale doit : vérifier les motivations du couple, informer des possibilités de réussite et d'échec, remettre un dossier guide, remettre un formulaire de consentement qui sera rapporté signé après un délai de réflexion minimum d'un mois. »

Le texte mentionne également des règles de sécurité sanitaire (recherche du sida, syphilis, hépatites B et C).

Pour la congélation des embryons, une demande doit être faite par écrit et les embryons surnuméraires non réimplantés seront gardés pour une durée de cinq ans.

« À titre exceptionnel, les deux membres du couple peuvent consentir par écrit à ce que les embryons soient accueillis par un autre couple », c'est le don d'embryons.

### ➤ *L'assistance médicale à la procréation avec don d'ovocytes ou de sperme*

#### *Ce que disent les textes de loi*

« Un embryon ne peut être conçu avec des gamètes ne provenant pas d'un au moins des deux membres du couple. » On ne peut donc pas créer d'embryon à partir d'un ovule et d'un spermatozoïde provenant de dons.

En revanche, comme nous l'avons déjà dit, l'accès à un embryon congelé provenant d'un couple qui a constitué sa famille, puis renoncé au projet d'autres enfants est possible.

« Les époux ou les concubins qui pour procréer ont recours à l'AMP, nécessitant l'intervention d'un tiers donneur, doivent préalablement donner dans des conditions prévues par le code civil leur consentement au juge ou au notaire. » Il s'agit là d'empêcher un désaveu de maternité ou de paternité.

#### *Qui donne ses ovocytes ?*

Une des grandes difficultés pour le couple est de trouver la donneuse. En France, toute rémunération est interdite. Depuis les lois de bioéthique, le don est impérativement anonyme et gratuit. Le don peut être fait par pur altruisme, ce qui est rare puisque la stimulation et les prélèvements sont des démarches lourdes (plus lourdes que pour le don de sperme et pourtant il y a aussi une pénurie de donneurs de sperme).

Le prélèvement peut se faire éventuellement au cours d'une intervention après stimulation préalable et bien sûr avec l'accord de la femme donneuse, ce peut être, par exemple, à l'occasion d'une ligature de trompes.

Le plus souvent, le couple trouve une donneuse dans ses relations, c'est-à-dire qu'il trouve dans son environnement familial ou amical une femme prête à faire un don d'ovocytes. La loi interdit que ce don soit fait directement à la femme infertile, puisqu'il doit rester anonyme. Mais cette femme pourra accéder à la banque d'ovocytes, tandis que le don qu'elle aura permis à la banque de recevoir bénéficiera à une autre femme.

Les équipes médicales se chargent d'appareiller les caractéristiques de la donneuse et de la receveuse. Leurs caractéristiques physiques (yeux, peau, cheveux...) et leurs groupes sanguins doivent être assortis.

Seules les femmes ayant au moins un enfant avec un conjoint ayant donné son accord ont droit de donner leurs ovocytes. La donneuse se prête aux examens de recherche des risques infectieux (syphilis, sida, hépatites B et C, cytomégalovirus) et s'engage à refaire les mêmes examens six mois après le don.

Donneuse et receveuse ont un entretien génétique et psychologique avec les équipes médicales afin d'évaluer leurs motivations.

### *Qui reçoit le don d'ovocytes ?*

La loi ne permet pas de transfert chez une femme au-delà de « l'âge de procréer », terminologie plutôt floue. Actuellement, il existe un délai d'attente important, jusqu'à deux ans entre la première consultation et le premier transfert d'embryons.

Étant donné la pénurie de donneuses et la longue liste d'attente, la plupart des centres réservent le don aux femmes de moins de 38 ans.

En France, l'indication principale est la ménopause précoce, c'est-à-dire survenant avant 40 ans. Les femmes présentant une atteinte génétique grave qu'elles risquent de transmettre à leur enfant sont également concernées par le don d'ovocytes.

### *Comment se passe le don en pratique ?*

En pratique, les ovocytes sont fécondés par le sperme du conjoint, puis les embryons obtenus sont transférés à la receveuse.

### *Quels sont les résultats du don d'ovocytes ?*

Le taux de succès est d'environ 25 % par cycle. Le taux de grossesses multiples dépend du nombre d'embryons transférés.

Le don d'ovocytes est fortement limité par le problème du recrutement. Il est à ce jour, on l'a vu, difficilement praticable en France. Cela conduit les patientes à se rendre à l'étranger. Des informations sur le don d'ovocytes peuvent être obtenues auprès du GEDO, Groupe d'études pour le don d'ovocytes.

### ➤ *L'accueil d'embryons*

*À quel moment peut avoir lieu un don d'embryons ?*

Lorsqu'une aide médicale à la procréation conduit à la congélation d'embryons, ceux-ci ne sont pas forcément tous utilisés par le couple. Des embryons congelés surnuméraires peuvent ne plus répondre à un projet parental. Si le couple qui a déjà fondé sa famille souhaite faire un don de ces embryons, ils peuvent être attribués à un autre couple infertile. Mais, là encore, les conditions réglementaires sont très strictes.

*Quel est le cadre juridique de l'accueil d'embryons ?*

Les principaux points des textes actuels sont les suivants :

– « Le couple donneur doit se soumettre à un entretien médical pour être informé des dispositions réglementaires. Après un mois de réflexion, le couple confirme son consentement. »
– « Le couple receveur doit de même répondre à certaines conditions. »
– « Le consentement est adressé au président du tribunal de grande instance qui procède, s'il le souhaite, à une audition du couple receveur. »

*Quelles sont les chances de réussite ?*

Elles sont encore mal évaluées, il n'y a encore que quelques centres agréés qui à ce jour pratiquent cette technique.

*Les mères porteuses*

On parle de mère de substitution ou mère porteuse lorsqu'un embryon obtenu par un couple par FIV est transféré chez une autre femme qui est infertile. Cette pratique est illégale en France. Elle est autorisée aux États-Unis, mais on a compté déjà un certain nombre de situations difficiles. C'est le cas en particulier lorsque la mère porteuse décide de garder l'enfant…

## ➤ *L'adoption*

*Débuter les démarches*

L'adoption est une option qui doit être considérée et présentée aux parents qui, devant de faibles chances de succès, souhaitent toujours un enfant. L'attitude est très variable d'un couple à un autre Il est souhaitable de ne pas trop attendre pour démarrer les démarches d'adoption.

*Peut-on adopter à tout âge ?*

La loi ne fixe aucune limite d'âge. Cependant, les bébés sont confiés de préférence à des parents jeunes

## ➤ *Congélation d'ovocytes ?*

La congélation d'ovocytes serait une solution simple mais elle n'est pas réalisable techniquement aujourd'hui…

## Les questions le plus souvent posées

**« Quelles sont les causes d'infertilité après 35 ans ? »**

*La cause dominante – et qui augmente avec l'avancée de l'âge – est l'« insuffisance ovarienne ». L'ovaire fonctionne moins bien sur le plan hormonal, mais surtout il donne des cellules (ovocytes) de moins bonne qualité.*

**« En dehors des problèmes ovariens, quelles sont les autres causes d'infertilité après 35 ans ? »**

*La femme a été plus longtemps exposée aux autres risques d'infertilité : une infection qui a pu entraîner une obstruction des trompes, des adhérences autour des ovaires, une endométriose...*

**« Quelles sont les causes d'infertilité masculine ? »**

*La fertilité masculine ne doit pas être négligée dans l'évaluation de la situation. En effet, celle-ci diminue certes plus légèrement mais réellement avec l'âge. Le plus souvent, les conjoints ont des âges proches. La moindre fréquence des relations sexuelles joue également*

**« Quand et qui consulter devant un désir d'enfant ? »**

*Il est habituel de proposer d'attendre une année avant de commencer des explorations. C'est un délai bien adapté pour une plus jeune femme. Il reste suffisamment de temps alors pour résoudre le problème. À partir de 35 ans, lorsque la fertilité commence à diminuer, on peut proposer de consulter après 6 mois sans grossesse et à partir de 40 ans au bout de 3 mois, voire moins, si vous avez des doutes sur votre fertilité. En effet, à cette période, chaque mois compte. Mieux vaut effectuer un bilan rapidement.*

*Consultez votre gynécologue ou gynécologue-obstétricien, qui prévoira rapidement les explorations de base. À partir de ces résultats, votre médecin vous orientera si besoin vers un médecin ou un centre spécialisé.*
*Avec l'avancée de l'âge, « laisser faire la nature » n'est pas conseillé si vous souhaitez plus que jamais avoir un enfant. Il est bien démontré que les traitements, s'ils ne réussissent pas toujours, augmentent les chances de succès.*

**« Quels sont les résultats de la FIV ? »**
*Assez souvent, les couples que je rencontre croient que la « toute-puissance » de la médecine leur permettra d'avoir un enfant quand ils le désirent. Parmi les moyens actuels de la médecine, ils ont en tête la FIV, qu'ils voient comme une solution miraculeuse. C'est une erreur grave, car l'efficacité de la FIV, diminue elle aussi avec l'âge et tout spécialement après 40 ans. Beaucoup d'équipes ne prennent d'ailleurs pas en charge les femmes après 40 ans, compte tenu du faible taux de succès à cet âge.*

**« Qu'est-ce que l'accueil d'embryon ? »**
*Un embryon provenant d'un couple traité pour infertilité mais qui n'a pas été utilisé par le couple (embryon surnuméraire) peut être l'objet d'un don. Il sera implanté dans l'utérus de la receveuse. La loi française permet ce don d'embryon. La complexité de cet accueil est moins technique que réglementaire et psychologique, tant pour les parents biologiques que pour les receveurs. Ceci explique la lenteur de mise en place dans les centres agréés.*

CHAPITRE 9

# *Quelles sont les complications possibles de la grossesse et de l'accouchement ?*

Actuellement en France, presque toutes les grossesses se passent bien ; ceci est vrai aussi après 35 ans. Cependant certaines maladies plus fréquentes peuvent retentir sur la grossesse, et il y a une augmentation du nombre de complications pour l'enfant et la mère.

Il peut aussi arriver que vous ou votre bébé présentiez certaines complications au cours de votre grossesse.

## Les maladies qui peuvent retentir sur la grossesse

Certaines maladies plus fréquentes après 35 ans, diabète, hypertension artérielle, fibrome, exposition au DES ainsi que la prise de médicaments peuvent retentir sur votre grossesse.

### ➤ *Le diabète*

Le diabète est une augmentation de sucre dans le sang, il n'a aucune manifestation perceptible et ne se dépiste que par une prise de sang ou une analyse des urines, ce qui en fait un mal sournois. Le pourcentage des femmes enceintes ayant du diabète augmente avec l'âge. Il est de 2 % à 20-29 ans, 4 % à 30-39 ans, 6 % à 40-49 ans et 7 % à 50 ans et plus.

#### *Les trois types de diabète*

Le diabète dit gestationnel est découvert pendant la grossesse et disparaît habituellement avec elle, quitte à réapparaître plus tard.

Les deux autres types de diabète existent indépendamment de la grossesse et augmentent avec l'âge, surtout le II.

– Le diabète de type I nécessite un traitement par l'insuline.
– Le diabète de type II ne nécessite pas un traitement par l'insuline avant la grossesse, mais il est parfois nécessaire au cours de celle-ci.

#### *Les risques pour l'enfant*

L'excès de sucre dans le sang maternel, ce qu'on appelle l'hyperglycémie, est transmis de la mère au fœtus, tandis que l'insuline maternelle ne passe pas la barrière placentaire. Il en résulte une hyperglycémie chez le bébé, responsable en début de grossesse d'un taux plus élevé de malformations. En réaction, le fœtus sécrète plus d'insuline, ce qui induit un excès de poids (la macrosomie) et parfois un excès de liquide amniotique. Ces complications peuvent être responsables de rares décès.

L'excès de poids du bébé rend l'accouchement plus difficile avec un taux plus élevé de césariennes, on peut donc être amené à le déclencher un peu avant terme, par exemple à 38 semaines.

À la naissance, le nouveau-né peut présenter des hypoglycémies ; celles-ci sont liées à sa forte sécrétion d'insuline alors qu'il ne reçoit plus les quantités importantes de sucre de sa mère. Une surveillance particulière est donc indispensable.

*Comment prévenir ces complications ?*

– Si votre diabète est connu, il doit être équilibré avant votre grossesse, par un régime approprié et au besoin par l'insuline. Il est essentiel de programmer votre grossesse en accord avec votre médecin diabétologue. Ce projet de grossesse peut demander une modification de vos doses d'insuline ou une adaptation de votre régime alimentaire.
– En plus du dépistage effectué dans un contexte évocateur (excès de poids, diabète familial...), beaucoup de médecins proposent un dépistage systématique chez toutes les femmes à partir de 40 ans. Le plus souvent, on vous demande de faire une prise de sang à jeun et une prise de sang après ingestion d'une certaine quantité de sucre. Ce dépistage a lieu selon les cas en début de grossesse ou le plus souvent au cours du 6e mois.

Le diabète chez une femme enceinte était très redouté autrefois. Aujourd'hui, ses conséquences sont le plus souvent évitées, à condition toutefois d'avoir équilibré son diabète ou d'en avoir fait le diagnostic à temps.

### ➤ *L'hypertension artérielle*

C'est une augmentation de la pression sanguine dans les artères qui, si elle est modérée, n'a le plus souvent aucune manifestation extérieure. L'hypertension artérielle (HTA) est dépistée par la mesure de la « tension » lors des visites médicales, celle-ci est composée de deux chiffres qui sont normaux s'ils sont respectivement inférieurs à 14/9. L'hypertension artérielle en cours de grossesse est plus fréquente avec l'avancée en âge, ainsi elle est en moyenne de 4 % chez les femmes avant 30 ans, de 7 % chez les femmes après 40 ans.

Si vous avez une hypertension artérielle avant votre grossesse, il peut être, dans certains cas, nécessaire de la traiter et d'obtenir des chiffres normaux avant de commencer votre grossesse. Elle sera surveillée de façon rapprochée tout au long de celle-ci.

*Deux grands types d'hypertension*

– L'hypertension artérielle « isolée » existe avant la grossesse, ou apparaît avec elle.
– La prééclampsie, qui associe hypertension artérielle et présence d'albumine dans les urines apparaît seulement au 3e trimestre ou à la fin du 2e trimestre. Son origine est une sorte d'incompatibilité entre le placenta et l'utérus, responsable d'échanges insuffisants entre la mère et le fœtus. La mère réagit en augmentant sa pression artérielle.

*Les risques pour l'enfant*

– Il existe un risque d'un « retard de croissance intra-utérin », aussi appelé « hypotrophie fœtale », c'est-à-dire que le fœtus est de faible poids pour son terme. Les échanges placentaires étant perturbés entre la mère et l'enfant,

ce dernier a une nutrition insuffisante. Cet état se retrouve dans 10 à 20 % des hypertensions. À la naissance, ces bébés ont un poids inférieur à 2,5 kg, mais retrouvent ensuite habituellement un développement normal.
L'important est de repérer les hypertensions afin de mettre en route éventuellement un traitement et une surveillance rapprochée. Si les échanges avec la mère deviennent très insuffisants, on peut être amené à faire naître l'enfant un peu avant terme, ce qui peut paraître paradoxal, car l'enfant naît en plus prématuré, mais cela lui permet de bénéficier d'une meilleure nutrition après la naissance.

– Un décollement du placenta peut se produire, c'est l'« hématome rétroplacentaire ». Il s'agit d'un accident rare mais brutal qui se manifeste par des saignements et des contractions intenses et qui nécessite un accouchement en urgence.

*Les risques pour la mère*

Des convulsions, appelées « éclampsie », peuvent survenir chez la mère, elles sont exceptionnelles, mais le plus souvent, des signes d'alerte attirent l'attention et permettent de mettre en place un traitement : des maux de tête intenses, des troubles de la vision, des bourdonnements d'oreilles, des douleurs en haut de l'abdomen au niveau du foie.

### ➤ *Les fibromes*

Ce sont des tumeurs bénignes de l'utérus constituées de tissus musculaire et fibreux. Ils sont très fréquents chez la femme après 35 ans et ne constituent pas une menace importante pour la grossesse, puisque les complications sont rares.

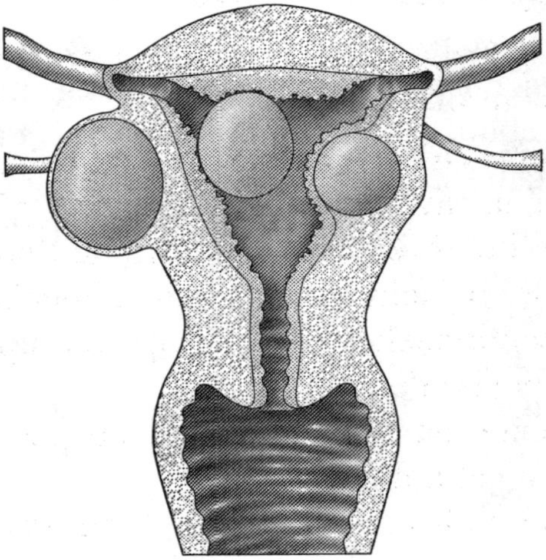

Fibromes utérins.

La fréquence des fibromes est élevée, de l'ordre de 30 %, si l'on tient compte des fibromes très petits bien visibles lors des échographies de la grossesse. On sait qu'ils sont plus fréquents chez les femmes d'origine africaine ou antillaise.

Les fibromes inquiètent souvent les femmes. Globalement pourtant leur retentissement sur la grossesse reste modéré. Il n'existe pas réellement de traitement médical adapté avant une grossesse. Leur ablation par une intervention chirurgicale est parfois envisagée. Mais il est alors essentiel de bien mettre en balance les avantages attendus de cette intervention et ses inconvénients. L'un des inconvénients directs étant que l'utérus sera porteur d'une cicatrice, qui pourra assez souvent imposer la pratique d'une césarienne lors de l'accouchement. L'intervention va aussi retarder le début de la grossesse. Or on a vu que ce temps pouvait être précieux lorsque la fertilité a tendance à s'abaisser.

### *Les effets des fibromes sur la grossesse*

Les complications suivantes des fibromes au cours de la grossesse sont très rares.

- Les fibromes très volumineux ou mal placés qui empiètent dans la cavité de l'utérus peuvent gêner l'implantation de l'œuf rendant plus difficile l'obtention d'une grossesse ou facilitant une fausse couche précoce. Ils sont exceptionnellement à l'origine d'une fausse couche tardive ou de prématurité.
- Le placenta est statistiquement un peu plus souvent praevia, c'est-à-dire bas situé.
  Il arrive que les fibromes entraînent une présentation du siège ou transverse de l'enfant.
- Lorsque les fibromes sont bas situés en cours de grossesse, le plus souvent ils « remontent » progressivement et libèrent le passage. Si ce n'est pas le cas, une césarienne est nécessaire.
- L'accouchement est parfois un peu plus hémorragique après le décollement du placenta.

### *Les effets de la grossesse sur les fibromes*

La complication la plus répandue est une dévitalisation du fibrome que l'on appelle nécrobiose. Elle se manifeste par l'apparition de douleurs, parfois de fièvre, l'ensemble s'apaisant en quelques jours, voire en 1 à 2 semaines. Elle peut se produire à tout moment de la grossesse ou dans les semaines suivant l'accouchement.

Il est habituel que les fibromes augmentent de volume en cours de grossesse, mais comme ils se ramollissent et se laminent dans le même temps, ils gênent peu le développement de l'utérus.

En résumé, sauf en cas de fibrome vraiment très volumineux, ou très mal placé, fibrome et grossesse font habituellement bon ménage.

### ➤ *Les effets du Distilbène®*

Il s'agit d'une hormone, le diéthylstilbœstrol (DES), commercialisée aussi sous le nom de Stilbœstrol®, qui a été prescrite à environ 160 000 femmes enceintes entre 1950 et 1977 en France pour éviter les fausses couches. Ce sont maintenant leurs filles au nombre de 80 000 environ qui envisagent une grossesse.

• Les lésions dues au DES

Le DES a entraîné chez les femmes exposées au traitement *in utero* certaines modifications des trompes et de l'utérus qui peut être de petite dimension ou en forme de T.

Ces particularités peuvent perturber la fertilité.

Il y a également plus de complications au cours de ces grossesses : grossesses extra-utérines, fausses couches précoces ou tardives, accouchements prématurés.

Parmi les femmes concernées, beaucoup ont plus de 35 ans aujourd'hui et souhaitent une grossesse.

• Que faire si l'on a été exposée au DES *in utero* ?

En pratique, il est utile de demander à votre mère si elle a suivi des traitements hormonaux lors de sa grossesse et en particulier du DES, il s'agissait de comprimés roses ou verts. Si c'est le cas, signalez-le à votre médecin, car il est important que vous soyez suivie avec une plus grande vigilance. Par exemple, il vérifiera très tôt que votre grossesse n'est pas extra-utérine. Un arrêt de travail plus précoce est également souvent envisagé.

### ➤ *Vous prenez des médicaments*

Certains médicaments, qui paraissent pourtant anodins, peuvent entraîner un réel danger s'ils sont pris en cours de grossesse. Par exemple, un excès de vitamine A en début de grossesse peut être dangereux pour l'enfant en augmentant le risque de certaines malformations.

Les médicaments les plus récents comportent souvent une mention « déconseillé » ou « contre-indiqué chez la femme enceinte ». Seul votre médecin peut mettre en balance le bénéfice apporté par un médicament et le risque qu'il implique pour votre grossesse.

C'est le cas notamment pour :

- Les traitements antiépileptiques. L'épilepsie est une maladie nerveuse caractérisée par des convulsions. Il est essentiel de bien équilibrer votre traitement afin d'éviter les crises lors de la grossesse, tout en choisissant les médicaments les plus compatibles, car certains peuvent être responsables de malformations. Le spina bifida, anomalie de la colonne vertébrale, apparaît plus fréquemment avec certains de ces traitements. La prise d'acide folique (vitamine B9) avant le début de la grossesse en réduit fortement l'apparition.
- Les médicaments psychotropes pour lesquels il est essentiel de choisir celui qui permet d'obtenir un bon équilibre de la maladie, tout en limitant les risques pour l'enfant.
- Les traitements anticoagulants qui nécessitent une mise au point avant ou en tout début de grossesse.

D'une manière générale, il faut éviter l'automédication ou la prise de médicaments qui ont été prescrits à une autre personne même pendant une grossesse.

**Médicaments et grossesses**

Il paraît raisonnable de limiter la prise médicamenteuse au strict minimum durant la grossesse. En pratique, tout traitement médicamenteux doit être arrêté ou adapté de préférence avant la grossesse, au besoin en consultant un spécialiste.

## Des risques particuliers ?

### ➤ *Les fausses couches*

Une fausse-couche est une grossesse qui s'arrête avant 5 mois révolus, soit 24 semaines. Ces accidents sont très redoutés par les femmes enceintes.

Il faut distinguer la fausse couche du 1er trimestre qui correspond à un arrêt de l'évolution de la grossesse de celle qui survient au 2e trimestre qui correspond le plus souvent à l'ouverture du col alors que la grossesse était encore évolutive.

On parle de fausses couches à répétition à partir de la troisième.

#### *Les fausses couches du 1er trimestre*

LA FRÉQUENCE

En moyenne, le taux de fausses couches du 1er trimestre est de l'ordre de 15 % et il augmente après 35 ans. Ce taux est de 18 % entre 35 et 39 ans, 34 % à 40 ans, 53 % à 45 ans et plus. Ces taux restent élevés dans le cadre de l'assistance médicale à la procréation. Dans ce cas, ils sont de 16 % pour les 30-35 ans, 25 % pour les 38-39 ans, 30 % à 40 ans, 40 % à 42 ans et plus. En revanche, en cas de don d'ovocytes, le taux reste proche de la moyenne.

Lorsqu'en fin du 1$^{er}$ trimestre, l'échographie et/ou l'écoute des battements cardiaques montrent une grossesse évolutive, une étape importante est déjà franchie.

LES CAUSES DE CES FAUSSES COUCHES

- Dans la grande majorité des cas, c'est une anomalie du développement de l'œuf. Le plus souvent, une anomalie chromosomique majeure explique que la grossesse ne peut évoluer. La nature dispose donc d'un système de sécurité pour ces grossesses anormales. Le taux élevé de fausses couches précoces, lié à la moins bonne capacité de l'ovule de donner un embryon de qualité, est l'une des grandes particularités des grossesses tardives.
- Parmi les autres causes, on compte certaines infections, la présence d'auto-anticorps – c'est-à-dire d'anticorps dirigés contre sa propre grossesse – et des anomalies hormonales. Cette dernière cause, qu'on avait crue prépondérante, est en fait minoritaire. Dans certains cas, elle peut gêner l'implantation de la grossesse.
- L'implantation de l'œuf peut être gênée par une insuffisance de progestérone, par un fibrome et par des malformations de l'utérus, en particulier des cloisons, un accolement des parois de l'utérus (synéchies), ou des malformations dues à l'exposition des femmes au DES.
- La consommation d'alcool, de tabac et de drogues, en particulier la cocaïne, augmente le taux de fausses couches.

## *Les fausses couches du 2$^{e}$ trimestre*

Généralement, on observe une ouverture anormale du col de l'utérus et il se produit une fausse couche après quelques contractions.

LA FRÉQUENCE

Le taux de fausses couches tardives spontanées est peu modifié par l'âge maternel, il est proche de 1 %, auquel il faut ajouter les fausses couches qui peuvent être liées à l'amniocentèse ou à la biopsie de villosités choriales.

LES CAUSES DE CES FAUSSES COUCHES

- La cause la plus fréquente est la béance du col utérin. Le col de l'utérus est alors anormalement ouvert, ce qui était déjà le cas avant la grossesse, et s'ouvre trop facilement au 2e trimestre.
- Des malformations de l'utérus, comme un « demi-utérus » peuvent être en cause. L'exposition des femmes au DES *in utero*, cause citée pour le 1er trimestre, peut entraîner des malformations de l'utérus aussi responsables de fausses couches du 2e trimestre.
- L'amniocentèse et la biopsie de villosités choriales peuvent également entraîner des fausses couches par rupture des membranes, blessure d'un vaisseau ou infection. Ce risque est de l'ordre de 1 %.

Les signes d'alerte sont, comme on l'a vu, des saignements ou des contractions.

*Le retentissement psychologique des fausses couches*

La déception est forte et toute fausse couche est une épreuve difficile d'autant plus que la grossesse est avancée en âge. Cet accident survient souvent après une longue période d'attente et un fort désir de grossesse. Le traumatisme est donc d'autant plus douloureux, mais il reste un bon espoir pour qu'une nouvelle grossesse évolue sans encombre.

Un soutien psychologique spécialisé peut être nécessaire.

### ➤ *La môle hydatiforme*

Il s'agit d'une tumeur du placenta sans présence d'embryon.

Elle est plus fréquente avec l'avancée en âge. Elle se produit dans une grossesse pour 2 000 en moyenne, 1 pour 800 à 40 ans, 1 pour 100 à 45 ans. Elle se transforme un peu plus fréquemment avec l'âge en chorio-carcinome, tumeur maligne.

C'est le vieillissement de l'ovule qui serait à l'origine de cette particularité.

Le signe d'alerte est l'apparition de saignements. Ce sont l'échographie et les dosages hormonaux qui permettent de faire le diagnostic.

### ➤ *Le placenta praevia*

Le placenta est dit praevia lorsqu'il recouvre tout ou partie du col en fin de grossesse. La fréquence de cette anomalie augmente avec l'âge : de 20 à 29 ans ce risque est de 1 pour 500, à 30-39 ans le risque est de 1 pour 200, à 40-49 ans le risque est de 1 pour 110 et à 50 ans et plus il est de 1 pour 60 grossesses. Certains autres facteurs peuvent augmenter sa fréquence : les grossesses gémellaires qui sont elles-mêmes plus fréquentes avec l'âge, les fibromes, la consommation de tabac, une césarienne antérieure.

L'échographie permet de repérer assez tôt un placenta bas situé et de surveiller son évolution. Il est assez souvent trouvé bas vers 22-24 semaines, puis il « remonte » au cours des semaines suivantes du fait d'une distension progressive de la partie basse de l'utérus. C'est à partir du 7^e^ mois que l'on peut dire si le placenta est vraiment praevia ou non.

C'est parfois un saignement rouge sans douleur qui attire l'attention.

C'est une urgence qui demande habituellement une hospitalisation. Il s'accompagne souvent d'une présentation du bébé en siège ou transverse.

Si le placenta ne recouvre pas le col de l'utérus, l'accouchement peut se faire par les voies naturelles. Dans le cas inverse une césarienne est pratiquée soit de façon programmée lorsque l'enfant est arrivé à maturité, soit en urgence en cas de saignements abondants.

### ➤ *La trisomie 21*

La trisomie 21 a été décrite au XIX^e^ siècle par J. L. Down, médecin britannique, d'où l'appellation de « syndrome de Down » dans les pays anglo-saxons. L'aspect caractéristique du visage est à l'origine de l'appellation ancienne de mongolisme. Elle s'associe souvent à des malformations, en particulier cardiaques.

#### *Les chromosomes*

Ils sont le support de notre hérédité et sont logés à l'intérieur du noyau de toutes nos cellules.

- Les cellules humaines comportent chacune 46 chromosomes. Parmi eux 2 sont des chromosomes sexuels qui différencient l'homme de la femme. La femme a la formule chromosomique 46, XX et l'homme 46, XY.
- Les chromosomes vont par paires ; ils constituent donc 23 paires.

Chaque individu a dans ses cellules des chromosomes provenant pour moitié de son père et pour moitié de sa mère : 23 chromosomes sont issus du spermatozoïde du père et 23 sont issus de l'ovule de la mère.

*Comment apparaît une trisomie ?*

La trisomie est une anomalie du nombre de chromosomes.

Elle résulte d'une mauvaise séparation des chromosomes lors des divisions cellulaires des cellules reproductrices, ce qui aboutit à la formation d'une cellule de 47 chromosomes au lieu de 46.

Cette anomalie de disjonction s'explique par le mode de formation de la cellule reproductrice féminine : l'ovule. Les ovules sont présents dans l'organisme des filles dès le début de leur vie intra-utérine. L'évolution de ces cellules est bloquée jusqu'à la puberté. Elle reprend à chaque cycle pour l'une des cellules ce qui aboutit à l'ovulation.

Avec l'âge qui avance, les ovocytes ou ovules arrivant à maturation ont donc attendu très longtemps. C'est la durée prolongée de ce blocage qui expliquerait la moindre capacité de ces cellules à assurer une séparation correcte de leurs chromosomes.

Dans la trisomie 21, c'est le chromosome 21 (21 étant le numéro de la paire de chromosomes) qui est en excès. Au lieu d'avoir une paire de 2 chromosomes numéro 21, les cellules ont 3 chromosomes 21.

Il existe aussi des trisomies 13 ou 18, ainsi qu'une trisomie des chromosomes sexuels appelée syndrome de Klinefelter (3 chromosomes sexuels : XXY).

L'âge maternel fait donc partie des causes d'apparition d'une trisomie, qu'elle soit 13, 18, 21 ou bien le syndrome particulier de Klinefelter. Le rôle de l'âge avancé du père n'est pas clair. Deux études ont trouvé un risque augmenté de trisomie, en particulier celui de trisomie 21. Une étude plus récente n'a pas retrouvé ce risque.

*Quel est le risque théorique d'apparition d'une trisomie 21 ?*

Le taux de trisomie 21 est en moyenne de 1/600 grossesses, tous âges confondus. Ce taux est directement lié à l'âge maternel comme le montre le tableau suivant.

**Risques théoriques de trisomie 21 à la naissance en fonction de l'âge maternel**

| Âge | Risque de trisomie 21 |
|---|---|
| 25 | 1/1 351 |
| 30 | 1/909 |
| 35 | 1/381 |
| 36 | 1/304 |
| 37 | 1/240 |
| 38 | 1/187 |
| 39 | 1/145 |
| 40 | 1/111 |
| 41 | 1/85 |
| 42 | 1/64 |
| 43 | 1/49 |
| 44 | 1/37 |
| 45 | 1/28 |
| 46 | 1/21 |
| 47 | 1/16 |
| 48 | 1/12 |
| 49 | 1/9 |
| 50 | 1/7 |

Malgré ces chiffres, la majorité des enfants trisomiques naît chez des femmes de moins de 35 ans. Deux raisons expliquent cela. D'une part, la fréquence des grossesses reste bien plus élevée en dessous de 35 ans. D'autre part, le risque est mieux connu dans les tranches d'âge plus avancées et fait l'objet d'un meilleur diagnostic en cours de grossesse.

### *Le diagnostic prénatal*

Si le risque d'apparition d'une trisomie 21 est augmenté avec l'âge, le point positif bien connu est qu'il existe une possibilité de diagnostic.

Vous devez savoir si vous souhaitez faire un diagnostic prénatal.

- Si vous acceptez la possibilité d'une interruption médicale de grossesse, le diagnostic pourra être fait.
- Si vous ne souhaitez pas avoir recours à une interruption médicale de grossesse, il n'est pas conseillé de pratiquer un dépistage de la trisomie 21. En effet, l'amniocentèse et le prélèvement de villosités choriales ne sont pas sans risque. De plus, le diagnostic en cours de grossesse n'apporte pas de modification du suivi de la grossesse et il semble que cette nouvelle s'avère plus difficile lorsqu'elle est faite en cours de grossesse qu'à la naissance.
  Dans ce cas vous devez inclure dans votre projet la possibilité de naissance et de prise en charge d'un enfant trisomique.

### *L'étude du caryotype*

Le diagnostic de trisomie 21 est réalisé sur les cellules fœtales par un caryotype. Le caryotype examine les chromosomes grâce à un fort grossissement. Les cellules fœtales peuvent être recueillies par amniocentèse : on prélève du liquide amniotique, dans lequel se trouvent des cellules fœtales, ou bien par biopsie de villosités choriales (micro-prélèvement de placenta), ou encore plus rarement à partir d'un prélèvement de sang fœtal. Le choix d'effectuer le caryotype se fait en fonction de votre âge, des résultats de l'échographie et des marqueurs sanguins. Ces indications et modalités de diagnostic ainsi que sa prise en charge sont détaillées p. 87.

*Les autres trisomies*

La trisomie 18 concerne en moyenne 1/6 000 grossesses, la trisomie 13, 1/5 000 grossesses. Les enfants porteurs de ces deux trisomies ne sont pas viables, elles sont diagnostiquées par l'échographie et le caryotype.

Le syndrome de Klinefelter se caractérise par une trisomie des chromosomes sexuels : 47 XXY. Il s'agit d'un garçon de grande taille, avec pour principale particularité une stérilité.

### ➤ *Les autres malformations varient peu*

La croyance en un taux élevé de malformations, à l'origine pour une large part de la mauvaise réputation des grossesses tardives, n'est pas confirmée par les faits. Globalement les malformations, autres que les trisomies, n'augmentent pas avec l'âge maternel. Cependant, si on examine en détail ces malformations, on note des variations modérées selon le type d'anomalies. On observe une légère augmentation des malformations cardiaques, le risque est de 5,5 pour 1 000 au lieu de 4,3 en moyenne. Il existe aussi un taux de fente palatine (bec de lièvre) un peu supérieur pour cette même tranche d'âge. En revanche certaines malformations sont moins fréquentes lorsque l'âge maternel est supérieur ou égal à 40 ans. C'est le cas d'anomalies de la paroi abdominale (laparoschisis) et de malformations de la colonne vertébrale (spina bifida).

### ➤ *Le conseil génétique*

Certaines femmes savent qu'il existe dans leur famille des maladies qui pourraient être transmissibles et elles sont inquiètes car elles craignent une éventuelle malformation pour leur enfant. Notons que la transmission des maladies familiales n'augmente pas avec l'âge. Cependant, il peut êre précieux pour elles de consulter un médecin généticien.

Celui-ci étudie l'arbre généalogique et repère les différentes affections qui ont été diagnostiquées dans la famille (comme l'hémophilie). Des examens spécialisés sont alors parfois demandés pour savoir si les parents sont porteurs d'anomalie.

Ces données permettent d'évaluer le risque d'apparition d'une maladie génétique chez l'enfant. Le médecin indique alors s'il existe une possibilité de diagnostic prénatal en cours de grossesse. Si une anomalie est découverte, une interruption médicale de grossesse peut être envisagée.

Exceptionnellement, dans certains cas de maladies familiales comme les myopathies, on peut avoir recours au diagnostic préimplantatoire. La grossesse est alors obtenue par fécondation *in vitro*. Des cellules sont prélevées sur les embryons afin de savoir s'ils sont porteurs ou non du gène responsable de la maladie, ce qui permet de réimplanter un embryon sain. Actuellement, il existe trois centres en France qui pratiquent ce diagnostic. Il reste réservé à des cas très particuliers et en nombre très limité.

## Quand peut-il être nécessaire de consulter un médecin généticien ?

– Malformation ou retard mental dans la famille.
– Un des parents porteur d'une maladie transmissible, par exemple le drépanocytose, maladie de l'hémoglobine présente en Afrique.
– Un enfant porteur d'une anomalie chromosomique.
– Une anomalie chromosomique dans le couple.
– La femme est porteuse d'une anomalie liée au chromosome sexuel (par exemple l'hémophilie), la femme n'est pas touchée mais peut transmettre l'anomalie à ses fils.
– Consanguinité.

## Des complications pour l'enfant

### ➤ *La prématurité*

Un accouchement est dit prématuré lorsqu'il se situe entre la 25ᵉ et la 36ᵉ semaine, c'est-à-dire à peu près entre le début du 5ᵉ mois et la fin du 8ᵉ mois. Il existe une augmentation du taux d'accouchements prématurés avec l'âge maternel de 5,7 % avant 35 ans, et de 8,2 % partir de 40 ans. Le risque est plus fréquent lorsqu'il s'agit d'une première grossesse.

Certaines naissances prématurées sont volontaires pour des raisons médicales : l'hypertension artérielle, diabète, hypotrophie fœtale, placenta praevia. Alors que les naissances prématurées pour raisons médicales représentent le quart des prématurités en moyenne, elles représentent plus du tiers à 40 ans et plus.

### ➤ *Le poids des enfants*

Le taux plus élevé d'hypotrophie ou retard de croissance intra-utérin chez les enfants devient plus élevé après 40 ans. Les bébés pèsent plus souvent moins de 2,5 kg à terme, parfois à cause d'une hypertension ou bien sans cause précise.

Mais il existe aussi la situation contraire avec un taux plus important de nouveau-nés de plus 4 kg, en grande partie à cause de la fréquence accrue du diabète.

### ➤ *Les grossesses multiples*

Les grossesses tardives sont plus souvent multiples.

Certaines de ces grossesses sont spontanées, c'est-à-dire sans traitement d'infertilité. Tous âges confondus, une femme sur 90 attend des jumeaux. Ce taux est multiplié par deux pour les femmes de plus de 40 ans, soit 1 sur 45. Dans cette même tranche d'âge, le taux de grossesses triples spontanées est de 1/1 400 tandis qu'il est de 1/6 000 en général.

Par ailleurs le traitement pour infertilité contribue à augmenter le taux de grossesses multiples.

Au total les grossesses multiples spontanées et après traitement représentent 2,7 % des grossesses à 20-29 ans, 4,1 % à 30-39 ans, 5 % à 40-49 ans, 37 % à 50 ans et plus.

Ces grossesses présentent des particularités qui ne sont pas liées à l'âge maternel.

- La prématurité. La moitié des grossesses gémellaires se terminent par un accouchement prématuré.
- Le retard de croissance intra-utérin. Les jumeaux doivent se partager les apports maternels à travers le placenta, prévu habituellement pour un seul bébé. Ceci

explique qu'ils soient souvent de faible poids, tous les deux ou de façon discordante, avec parfois une différence importante.

– Les malformations sont plus fréquentes pour les vrais jumeaux ; pour les faux jumeaux, cette fréquence n'est pas supérieure à celle des enfants uniques.
– Un suivi particulier.

Ces grossesses sont plus fatigantes et leur surveillance doit être plus rapprochée. Un arrêt de travail plus précoce avec un repos plus important sont prescrits afin de réduire le risque de prématurité. il existe un risque accru d'hémorragie pour la mère lors de l'accouchement. L'aide à domicile peut être très profitable, en particulier après l'arrivée brutale de plusieurs enfants à la maison. Les associations départementales « Jumeaux et plus » coordonnées par la fédération nationale des associations « Jumeaux et plus » peuvent aussi fournir de précieux conseils.

En cas de triplés et plus, une réduction embryonnaire est parfois proposée, les embryons restants se développent ainsi dans de meilleures conditions. Cependant, ces interventions comportent un risque de fausse couche d'environ 15 %. Prendre une telle décision reste donc particulièrement difficile.

Au total les pathologies plus fréquentes avec l'avancée de l'âge maternel, prématurité et hypotrophie, mais surtout l'augmentation du nombre de grossesses multiples expliquent une augmentation de la mortalité des nouveau-nés en France dans la première semaine (2000-2001), 4/1 000 à 25-29 ans, 4,5 à 30-34 ans, 6 à 35-39 ans, 8 à 40-45 ans et 13 à 45 ans et plus.

## Des complications plus fréquentes pour la mère

Certaines complications sont nettement plus fréquentes après 35 ans.

### ➤ *Une hémorragie*

On a noté des hémorragies plus fréquentes aussitôt après la naissance ou dans les semaines qui suivent l'accouchement. Les principales raisons en sont :

- Une moins bonne capacité de rétraction de l'utérus.
- Un placenta bas inséré, praevia, ou un décollement placentaire, c'est l'hématome rétroplacentaire. Ces deux particularités peuvent être à l'origine d'hémorragies parfois sévères.
- Des antécédents de césarienne.
- Les fibromes qui jouent parfois aussi un rôle.

### ➤ *Les complications d'une hypertension artérielle*

L'hypertension artérielle peut entraîner une crise d'éclampsie, qui se manifeste par des convulsions, ou un décollement placentaire qui peut entraîner une hémorragie.

### ➤ *Phlébites et embolies pulmonaires*

La phlébite est la constitution d'un caillot, habituellement au niveau des veines des membres inférieurs ou de la partie basse de l'abdomen. Elle est due à une anomalie de la coagulation sanguine. Lorsqu'un caillot migre vers le poumon par la circulation, il s'agit d'une embolie pulmonaire, accident potentiellement grave. On peut diminuer la fréquence de ces accidents qui se produisent surtout après l'accouchement par un traitement préventif anticoagulant.

### ➤ *Certaines situations accentuent l'ensemble des risques*

- C'est le cas de la pratique d'une césarienne, surtout lorsqu'elle est pratiquée en urgence du fait de l'échec d'un accouchement par voie basse.
- Une grande multiparité (grand nombre de grossesses antérieures) est un autre facteur à l'origine d'un plus grand nombre d'accidents. Le risque d'hémorragie est accru par une moins bonne capacité de rétraction et de limitation des saignements par l'utérus après la naissance.
- Les grossesses multiples constituent une situation à risque.

### La « mauvaise réputation » des grossesses tardives

Cette réputation est liée en grande partie aux histoires de femmes ayant eu beaucoup d'enfants, issues d'un milieu défavorisé, ne recevant pas toujours des soins adaptés. Le taux d'accidents était maximal pour ces femmes. Or on sait qu'il y a eu une très forte diminution des grossesses tardives des années 1930 aux années 1980. Puis ces grossesses tardives sont réapparues mais dans une population de femmes différente. Le contexte socio-économique et la meilleure prise en charge médicale de ces femmes enceintes aujourd'hui ont donc contribué à la diminution des risques de ces grossesses.

### ➤ *Peut-on prévenir les accidents maternels ?*

Le taux accru de mortalité maternelle constitue la différence la plus marquante entre les grossesses après 35 ans et celles des femmes plus jeunes L'augmentation du nombre de complications sévères avec l'âge explique cette élévation du risque de décès maternel.

Le risque moyen de décès en France est de 1 pour 10 000 naissances. Il est de 1 sur 5 000 naissances entre 35 et 39 ans, de 1 sur 3 000 entre 40 et 44 ans, et 1 sur 1 200 à 45 ans et plus. Ces décès font suite à des hémorragies, des accidents d'hypertension, des embolies, et des maladies associées telles que le diabète et les maladies cardiaques.

D'importants progrès ont été réalisés avec une réduction de 60 % des décès pour les grossesses de plus de 35 ans au cours des vingt dernières années grâce à une meilleure connaissance des risques et à une meilleure prise en charge mais il faut encore réduire ces accidents.

## Les grossesses après 50 ans

Parmi ces grossesses se trouvent deux populations de femmes assez différentes : pour certaines la grossesse est spontanée, dans les autres cas la femme a fait appel à l'assistance médicale à la procréation avec don d'ovocytes.

On compte en France une quarantaine de grossesses par an chez les femmes de 50 ans et plus,

La stabilité du nombre de ces grossesses entre 1992 (avant le don d'ovocytes) et 2002 montre bien que ces grossesses après don d'ovocytes restent exceptionnelles en France.

La loi en France permet le don d'ovocytes uniquement pour les femmes « en âge de procréer », donc en pratique avant 50 ans. Ces grossesses restent exceptionnelles. Il y a eu quelques centaines de cas dans le monde depuis une dizaine d'années. On compte quelques rares cas en France après dons d'ovocytes effectués à l'étranger.

Une étude publiée en 2003 aux États-Unis a permis l'observation de 539 grossesses spontanées ou après dons d'ovocytes chez des femmes de 50 ans et plus entre 1997 et 1999 nous informe de l'évolution de ces grossesses.

### ➤ *Plus de complications pour les enfants*

Le risque de décès de l'enfant est multiplié par plus de deux entre l'âge maternel optimal de 20-29 et l'âge de 50 ans et plus. C'est donc une augmentation nette mais pas aussi sévère que ne le montraient des études plus anciennes.

Le pourcentage d'accidents en fonction des tranches d'âge est résumé dans ce tableau.

**Risque de complications pour l'enfant selon l'âge maternel (SALIHU)**

| | 20-29 | | 30-39 | | 40-49 | | 50 et plus | |
|---|---|---|---|---|---|---|---|---|
| **Retard de croissance intra-utérin** | 5 % | | 6,5 % | | 9,5 % | | 12 % | |
| **Prématurité** | 4,5 % | | 5,4 % | | 7,7 % | | 14 % | |
| **Mort-nés** | 0,5 % | | 0,6 % | | 1,1 % | | 1,5 % | |

### ➤ *Plus de complications pour les mères*

On retrouve les mêmes particularités que pour les grossesses de 35 ans et plus, énumérées précédemment, mais en nombre croissant. Il y a une plus haute fréquence de fausses couches, d'anomalies chromosomiques (sauf en cas de don d'ovocytes), d'HTA, de diabète, de fibromes...

**Complications chez la mère selon l'âge (SALIHU)**

| | **Âge maternel** | | | |
|---|---|---|---|---|
| **Complications %** | 20-29 | 30-39 | 40-49 | 50 et + |
| **Diabète** | 2,1 | 3,9 | 6,1 | 7,2 |
| **HTA et prééclampsie** | 4,1 | 4,5 | 6,8 | 11,3 |
| **Hématome rétroplacentaire** | 0,6 | 0,7 | 0,9 | 0,9 |
| **Placenta praevia** | 0,2 | 0,5 | 0,9 | 1,7 |

Le taux de diabète augmente peu. Les taux d'hypertension, de prééclampsie et de placenta praevia sont nettement plus augmentés après 50 ans.

Les complications d'HTA et de prééclampsie se manifestent surtout à partir de 55 ans (35 %). Ces risques après 55 ans sont 10 fois supérieurs à ceux de la population standard.

Parmi les grossesses chez des femmes de 50 ans et plus, 37 % sont des grossesses multiples, en partie à cause du recours à l'assistance médicale à la procréation.

Le risque de mortalité pour la mère doit être souligné : il est plus de 10 fois supérieur au risque existant pour les femmes de moins de 35 ans. En effet, on compte plus de 1 décès pour 1 000 grossesses chez les femmes de 50 ans et plus, contre 1 pour 10 000 avant 35 ans. Les accidents liés à l'hypertension, les accidents vasculaires, les hémorragies et en embolies expliquent ces chiffres.

### ➤ *Grossesses par fécondation* in vitro *avec don d'ovocytes à 50 ans et plus*

En France, le don d'ovocytes après 50 ans est interdit. La loi de bioéthique stipule que l'homme et la femme du couple demandeur doivent être vivants et « en âge de procréer », mariés ou en mesure d'apporter la preuve d'une vie commune d'au moins deux ans (art L. 152-2).

Il existe une certaine ambiguïté en ce qui concerne la notion « en âge de procréer ». On sait que l'âge de la ménopause est en moyenne de 50 ans en France. Cependant, des grossesses spontanées surviennent jusqu'à 53-54 ans.

La situation est différente dans d'autres pays. En Grande-Bretagne, aux États-Unis, en Israël, en Italie, la loi ou l'absence de loi permettent de pratiquer cette méthode après 50 ans. Des grossesses peuvent être obtenues après la ménopause. Quelques cas extrêmes concernaient même des femmes de plus de 60 ans (67 ans en 2005). Ce type d'« exploit » est bien discutable, en particulier en raison du risque d'accidents graves, voire de décès pour la mère. La sélection exercée est très stricte. Les femmes présentant par exemple une HTA, des signes de diabète, des maladies cardio-vasculaires, les fumeuses sont éliminées. Le parcours médical pour obtenir ces grossesses est très lourd.

L'évolution de ces grossesses est proche de celles des grossesses spontanées avec une exception : le taux de trisomies correspond à l'âge de la donneuse d'ovocytes.

Le fait que cette méthode soit interdite en France après 50 ans n'empêche pas les opinions de s'exprimer sur la maternité « hors d'âge ».

Voici ce que dit Claude Sureau, gynécologue obstétricien, ancien président de l'académie de médecine : « Il est préférable d'informer plutôt que d'interdire et de faire confiance aux individus plutôt que de les enfermer dans un cadre rigide, qu'ils s'empresseraient de transgresser. »

Jacques Testart, un des pères du premier bébé-éprouvette français, est hostile à cette méthode : « Un gynécologue ou un chercheur ne devrait pas s'autoriser à changer ainsi notre façon de vivre et de se reproduire. »

Robert Edwards, biologique du premier bébé-éprouvette au monde : « Il faut s'attendre à de fortes oppositions à ces grossesses car elles constituent un considérable changement des habitudes de reproduction. Elles seront considérées un jour comme naturelles au même titre que les fécondations *in vitro.* »

Devant ces grossesses si particulières, il convient d'évaluer les conséquences sur le plan médical.

Elles présentent des risques augmentés surtout pour la mère mais aussi pour l'enfant. Certains peuvent être repérés avant la grossesse, mais le plus souvent ils n'apparaissent qu'au cours de celle-ci. Ils demandent une prise en charge adaptée, parfois difficile, mais qui n'empêche pas toujours les accidents. Ces risques, déjà augmentés dans la tranche d'âge 40-49 ans, continuent de s'élever au-delà de 50 ans et de façon très marquée à partir de 55 ans. Une tout autre question se pose, essentielle et de société : le devenir de ces enfants dans un pays qui a démocratiquement refusé l'application de cette méthode… Aux débuts de la fécondation *in vitro*, de fortes réactions, souvent négatives, étaient apparues. Aujourd'hui, c'est une méthode largement acceptée par les Français. L'avenir dira si ces « nouvelles » grossesses, aujourd'hui encore très marginales, seront plus courantes un jour.

## Les questions le plus souvent posées

**« J'ai fait une fausse couche au premier trimestre, quels sont les risques à l'avenir ? »**
*Il faut bien distinguer les deux types de fausses couches. Au 1er trimestre, il s'agit d'un arrêt d'évolution de la grossesse qui est le plus souvent lié à des anomalies de constitution de l'œuf. Leur taux va en augmentant avec l'âge. Cependant, si vous avez eu une seule fausse couche précoce, le taux de risque pour une grossesse à venir reste de même niveau : par exemple, 18 % entre 35 et 39 ans, 34 % à 40 ans.*
*S'il s'agit d'une fausse couche de 2e trimestre, il faut bien analyser cet accident. S'il s'est produit une ouverture trop facile du col alors que la grossesse évoluait normalement, on se préoccupera de prendre des précautions : repos ou dans certains cas un cerclage pour une grossesse ultérieure.*

**« J'ai fait plusieurs fausses couches, faut-il faire des examens ? »**
*Après plusieurs fausses couches de 1er trimestre, même si la cause dominante reste des anomalies de l'œuf, il est habituel de rechercher des causes « permanentes » : anomalies de l'utérus, prise de DES, présence d'auto-anticorps en particulier.*

**« Je suis enceinte sans l'avoir souhaité à 44 ans. Puis-je garder cette grossesse ? Je suis très inquiète des risques... »**
*Devant cette grossesse surprise, il est essentiel d'avoir une réflexion très large sur tous les éléments qui entourent cette nouvelle. Il faut bien sûr évaluer les risques réels pour cette grossesse. Si vous êtes en bonne santé et si vous acceptez de faire le contrôle du caryotype pour le risque de trisomie 21, on peut considérer que cette grossesse est à risque modéré.*

*Vous trouverez dans ce livre des réponses détaillées. Autrement dit, l'âge ne doit pas être le seul élément déterminant votre décision.*

**« Est-ce que l'amniocentèse est un examen fiable ? »**
*Oui, l'amniocentèse est un examen tout à fait fiable. L'analyse est obligatoirement faite dans un des laboratoires agréés spécialisés. Elle est proposée en France et prise en charge à partir de 38 ans. Cet examen fait l'analyse de nombreuses cellules afin de bien vérifier le nombre de chromosomes. Elle permet de diagnostiquer ou d'exclure formellement une trisomie 21.*

**« J'ai 43 ans. Si je suis enceinte à mon âge, qu'en est-il des risques de malformations pour mon enfant ? »**
*Le risque particulier est celui d'un type d'anomalies chromosomiques, les trisomies et essentiellement de la trisomie 21 mais l'amniocentèse permet de vérifier ce point. En ce qui concerne les autres malformations, il n'y a pas de variation importante : certaines sont légèrement augmentées (malformations cardiaques), d'autres sont moins fréquentes à un âge avancé que plus tôt (spina bifida).*
*L'échographie aide à découvrir la plupart des malformations sévères, sans toutefois tout diagnostiquer, quel que soit l'âge maternel.*

**« J'ai 41 ans et j'envisage d'avoir un enfant. Ma mère est diabétique. Est-ce qu'il a un risque à ce sujet ? »**
*Si votre mère présente un diabète, vous êtes vous-même à risque d'avoir un diabète. Il est possible de faire un test de recherche du diabète avant la grossesse ou en début de grossesse afin de prendre les précautions nécessaires.*

**« Peut-on être enceinte à 50 ans ? »**

*La réponse tient compte de deux aspects différents.*

*Est-il nécessaire de continuer à prendre une contraception à 50 ans ? La réponse n'est pas simple car le risque de grossesse non désiré n'est pas nul, même s'il est infime. Il est conseillé de continuer une contraception tant que les cycles spontanés sont présents et réguliers.*

*Lorsqu'une femme souhaite une grossesse à 50 ans, les chances restent infimes comme le montre le nombre de grossesses spontanées à cet âge (40 par an en France) alors que beaucoup de femmes ont des rapports sans contraception.*

*Le seul moyen d'obtenir une grossesse avec des chances raisonnables de succès passe par la fécondation* in vitro *avec don d'ovocytes. Cette méthode n'est pas permise en France.*

**« Quels sont les risques d'une grossesse après 50 ans ? »**

*Globalement, le risque pour ces enfants est de un peu plus de deux fois supérieur à celui qu'il est dans la tranche d'âge considérée comme optimale, de 20 à 29 ans. Ceci concerne le faible poids de naissance, la prématurité et la mortalité. Pour les mères, on trouve un taux plus élevé de diabète, d'hypertension, d'hématome rétroplacentaire, de placenta praevia, d'hémorragies lors de l'accouchement, d'embolies pulmonaires... Toutes ces complications rendent compte d'un risque notablement augmenté en termes de mortalité pour la mère : environ dix fois plus qu'avant 35 ans, soit plus de 1 décès pour 1 000 grossesses.*

**« Peut-on avoir une grossesse après la ménopause ? »**

*Après la ménopause, l'ovaire ne fonctionne plus. En revanche, l'utérus garde ses capacités d'accueillir un embryon. Les grossesses obtenues après la ménopause sont possibles, mais uniquement avec don d'ovocytes. La loi française interdit cette méthode sauf en cas de ménopause précoce. Si les grossesses obtenues à l'étranger ont eu un fort retentissement médiatique, elles sont à ce jour un phénomène marginal, avec un très petit nombre d'enfants nés par cette méthode.*

# *Conclusion*

Les grossesses après 35 ou 40 ans sont de plus en plus fréquentes, la plupart de ces grossesses se déroulent bien, en partie grâce aux progrès de la génétique et de la médecine. Soyez bien suivie, prenez soin de vous, et vous profiterez sereinement de votre maternité.

La difficulté plus réelle, à partir de 35 ans, peut être celle de réussir à obtenir une grossesse. Si vous souhaitez un enfant et êtes décidée, n'attendez pas.

Je viens de revoir une maman dont j'ai suivi la grossesse et qui a donné naissance à des jumeaux il y a deux ans à l'âge de 44 ans. Elle était très inquiète et le chemin à parcourir n'a pas été facile. Aujourd'hui, elle m'exprime un seul regret : ne pas parvenir à être enceinte de nouveau, car « ses enfants sont pour elle son grand bonheur ». Je lui dédie le titre de ce livre et souhaite ce bonheur à toutes celles qui se lancent dans cette aventure.

# *Glossaire*

**Acide folique** : C'est de la vitamine B9. Sa prescription est conseillée avant et en début de grossesse pour prévenir certaines malformations (spina bifida).

**Aménorrhée** : C'est une absence de règles. C'est à partir du premier jour des dernières règles que l'on compte l'âge de la grossesse en semaines d'aménorrhée.

**Amniocentèse ou ponction amniotique** : C'est un prélèvement de liquide amniotique réalisé à l'aide d'une aiguille à travers la paroi abdominale sous contrôle échographique qui permet l'analyse des cellules du fœtus en vue du dépistage des anomalies chromosomiques.

**AMP** : L'assistance médicale à la procréation regroupe toutes les techniques médicales utilisées pour obtenir des grossesses, on les désigne aussi sous le terme de PMA pour procréation médicalement assistée.

**Béance du col de l'utérus** : C'est l'ouverture anormale du col de l'utérus. Elle est diagnostiquée avant la grossesse par une hystérographie ou hystéroscopie et nécessite parfois en cours de grossesse un cerclage.

**Bouchon muqueux** : Ce sont des glaires mêlées de sang que la femme peut perdre dans les jours précédant l'accouchement.

**Caryotype** : C'est l'analyse des chromosomes des cellules. Pendant la grossesse, cet examen est utilisé pour rechercher en particulier la trisomie 21.

**Cerclage** : C'est une intervention qui consiste à placer un fil ou une bandelette à la base du col pour le renforcer et éviter un accouchement prématuré.

**Césarienne** : Ce mot vient du latin *caedere*, couper. La césarienne consiste à extraire l'enfant par une incision de l'abdomen et de l'utérus.

**Coelioscopie** : C'est une intervention sous anesthésie générale qui permet, par une petite ouverture au niveau de l'ombilic, d'examiner l'utérus, les trompes et les ovaires.

**Contraction utérine** : C'est une sensation de tension de l'ensemble de l'utérus qui se « met en boule » durant 20 à 40 secondes avant de se relâcher.

**Délivrance** : C'est la sortie du placenta après la naissance de l'enfant.

**DES ou Diethylstilbœstrol** : Hormone commercialisée sous le nom de Distilbène® ou Stilbœstrol® qui a été prescrite à certaines femmes enceintes de 1950 à 1977 afin d'éviter les fausses couches. Ce médicament a pu entraîner des anomalies des trompes ou de l'utérus chez les filles *in utero* responsables de difficultés pour leur grossesse.

**Diabète** : C'est un excès de sucre dans le sang du à une anomalie de sa régulation.

**Embryon** : C'est ainsi que l'on appelle votre futur bébé jusqu'à 2 mois de grossesse. On parle ensuite de fœtus.

**Endométriose** : C'est la migration anormale du tissu qui recouvre l'intérieur de l'utérus (endomètre) et qui vient nicher sur les ovaires, en arrière de l'utérus ou sur les trompes. Elle peut être responsable d'infertilité.

**Épilepsie** : C'est une maladie nerveuse caractérisée par des convulsions avec parfois perte de connaissance. Certains traitements antiépileptiques demandent des précautions pendant la grossesse.

**Épisiotomie** : C'est une incision des muscles du périnée lors de l'accouchement pour faciliter la sortie de l'enfant.

**Fausse couche** : C'est un arrêt de la grossesse avant cinq mois révolus, soit 24 semaines. On distingue les fausses couches précoces du 1er trimestre et celles que l'on appelle tardives au 4e ou 5e mois.

**Fécondation** : Pénétration des spermatozoïdes dans l'ovule et association des chromosomes d'origine paternelle et maternelle pour donner un embryon.

**Fécondation *in vitro*** : La fécondation se produit dans une éprouvette après avoir recueilli les ovules chez la femme et les spermatozoïdes du conjoint.

**Fibrome** : C'est une tumeur bénigne développée dans la paroi de l'utérus et constituée de fibres musculaires comparables à celles de l'utérus.

**Forceps** : C'est un instrument composé de deux spatules en forme de cuillères qui sont introduites dans l'utérus pour aider l'enfant à naître.

**Hypertension artérielle** : C'est une élévation anormale de la pression du sang dans les artères. On parle d'hypertension de la grossesse lorsque la tension atteint ou dépasse 14 pour le maximum et 9 pour le minimum.

**Hypotrophie ou retard de croissance intra-utérin** : Ceci corresponds à un enfant de faible poids pour son âge, par exemple de poids inférieur à 2 500 g pour une naissance à terme.

**Hystérographie** : C'est une radiographie de l'utérus et des trompes.

**Hystéroscopie** : C'est un examen par les voies naturelles qui permet d'observer l'intérieur de l'utérus.

**ICSI (*intracytoplasmic spermatozoïd injection*)** : C'est la micro-injection sous microscope de spermatozoïdes dans l'ovocyte.

**Incompatibilité rhésus** : Lorsque le groupe rhésus de la mère est négatif et celui du père positif, il y a incompatibilité entre les groupes et donc un risque théorique d'apparition d'« agglutinines » capables de détruire les globules rouges du fœtus et d'entraîner une anémie. Cette maladie peut être prévenue par une injection.

**Infertilité** : Voir stérilité.

**Insuline** : C'est une hormone sécrétée par le pancréas qui permet la régulation du sucre dans le sang.

**Listériose** : C'est une infection par une bactérie, la listeria. Elle peut traverser le placenta et entraîner une fausse couche ou le décès de l'enfant.

**Lochies** : Ce sont les pertes vaginales qui suivent l'accouchement.

**Marqueurs sanguins ou sériques de la trisomie 21** : Ce sont des substances dosées dans le sang maternel entre la 14e et la 18e semaine qui permettent d'évaluer le risque de trisomie 21.

**Môle hydatiforme** : C'est une tumeur bénigne du placenta qui se développe au début de la grossesse en l'absence d'embryon.

**Œstrogène** : C'est une hormone féminine sécrétée par les ovaires et le placenta.

**Ovulation** : C'est la libération de l'ovule après rupture du follicule ovarien.

**Ovule ou ovocyte** : C'est la cellule féminine expulsée de l'ovaire lors de l'ovulation qui après sa rencontre avec un spermatozoïde donnera un embryon.

**Périnée** : C'est le plancher musculaire du petit bassin qui nécessite une rééducation par la kinésithérapie après l'accouchement.

**Péridurale** : C'est l'anesthésie régionale par injection de produit anesthésique dans l'espace péridural, autour de la moelle épinière où passent les nerfs sensitifs.

**Placenta** : C'est la zone d'échange entre le sang de l'enfant et celui de sa mère situé à l'intérieur de l'utérus qui permet la communication du fœtus avec sa mère par le cordon ombilical.

**PMA** : Procréation médicalement assistée, voir AMP.

**Prééclampsie** : C'est l'association d'hypertension artérielle et d'albumine dans les urines apparaissant à la fin du 2e trimestre ou au cours du 3e trimestre de la grossesse.

**Prélèvement de villosités choriales** : Des microprélèvements de placenta sont réalisés sous contrôle échographique, le plus souvent par voie abdominale ou parfois par voie vaginale.

**Présentation du siège** : L'enfant se présente fesses en bas et tête en haut. On distingue le siège complet lorsqu'il est assis en tailleur et le siège décomplété avec les jambes relevées le long du corps.

**Progestérone** : Cette hormone féminine est sécrétée par l'ovaire, après l'ovulation puis au cours de la grossesse par l'ovaire et le placenta.

**Radiopelvimétrie** : Cette radiographie permet de mesurer les dimensions du bassin afin d'évaluer la possibilité d'un accouchement par voie basse, par exemple lorsqu'on envisage un accouchement par les voies naturelles avec une présentation du siège.

**Stérilité/Infertilité** : La définition classique est l'absence de grossesse après deux ans de rapports sexuels réguliers. On conseille de consulter après un délai plus court à partir de 35 ans.

**Toxoplasmose** : C'est une maladie liée au toxoplasme, parasite qui se multiplie dans l'intestin des chats. Celui-ci est présent dans la viande des animaux qui se sont contaminés avec des déjections de chat.

**Trisomie** : Elle correspond à une anomalie du nombre de chromosomes, responsable de malformations chez l'enfant. Lorsque les cellules comportent un chromosome 21 c'est une trisomie 21

**Vergetures** : Ces stries violacées apparaissent sur l'abdomen, les hanches, et les seins, elles sont dues à une rupture des fibres élastiques de la peau.

**Ventouse** : C'est un appareil que l'on applique au sommet du crâne pour aider l'enfant à naître.

**Version** : Lorsqu'à la fin du 8e mois, l'enfant est en position de siège, il est possible de l'aider à se retourner par massage et pression à travers la paroi abdominale sous surveillance échographique.

# *Remerciements*

Je veux remercier :

Les patientes dont j'admire le courage et l'humour, qui m'ont donné l'idée de ce livre,

Odile Jacob pour son chaleureux accueil de ce projet et sa généreuse énergie,

Emilie Barselo qui possède l'art de communiquer en trouvant les mots justes qui rendent claires des informations brutes,

Kerstin Elamsson, Sylvie Epelboin, Brigitte-Fanny Cohen, Fanny Lewin, Fanchon Mérard et Michèle Savale pour leurs critiques constructives,

Caroline Chaine et Gaëlle Fontaine pour leurs conseils éclairés sur l'écriture mais aussi sur le fond,

Florence Arnold-Richez, Joëlle Belaïsch-Allard, Gérard Bréart, Agnès Choiset, Marie-Hélène Bouvier-Colle, Maryse Brûlé, Sylvie Girard, François Jacquemard, Françoise Muller, Alfred Spira, Catherine de Vigon pour leur participation et leurs précieux documents.

# Index


Acide folique : 45
Accouchement :
- date : 76, 167
- déclenchement : 193
- douleurs : 171
- improvisé : 200, 217
- prématuré : 134

Adoption : 247
Âge de la grossesse : 26, 75
Agglutinines : 72, 73
Albumine : 72
Alcool : 49, 54, 106
Allaitement : 204
Amniocentèse : 88
Amour maternel : 202
Anesthésie péridurale : 174
Asthme : 52
Avion : 111

Baby blues : 207
Bateau : 111
Bouchon muqueux : 169

Caryotype : 88
Cerclage : 103, 143
Césarienne : 197
Coagulation : 45
Cœlioscopie : 226
Congé
- maternité : 115
- paternité : 161

Conseil génétique : 98, 269
Constipation : 81
Consultation anesthésie : 152
Contraception : 57, 210
Contractions : 134, 142, 168
Conseil génétique : 45
Courbe de température : 60, 224
Crampes : 129

Déclaration de grossesse : 116
Déclenchement de l'accouchement : 193, 217
Délivrance : 186
Dépassement de terme : 159
DES (Diéthylstilbœstrol) : 258
Diabète : 52, 75, 252
Dilatation : 178
Distilbène : 258
Douleurs
- abdomen : 82, 99, 126, 206
- dos : 128

Don d'ovocytes : 243
Dosages hormonaux : 225
Drogues : 49

Échographie : 44, 69, 85, 91, 135, 153
Embryon : 63, 77, 246
Embolie pulmonaire : 273
Endométriose : 229
Épilepsie : 53
Épisiotomie : 184, 216
Essoufflement : 126
Estomac, brûlures : 148

Fausse couche : 100, 119, 133, 141, 260, 281

Fatigue : 80, 148
Fécondation : 62
– *in vitro* : 238
Fertilité : 38, 58, 66
Fibromes : 225
Fièvre : 135, 142
FIV : 238
Forceps : 195, 217
FSH : 59, 61

Glaire : 229
Grossesse extra-utérine : 102
Grossesses multiples : 271
Groupe sanguin : 42, 73
Génétique (conseil) : 45

Haptonomie : 138
Hématome rétroplacentaire : 158
Hémorragie : 273
Hühner (test) : 224
Humeur : 83
Hypertension : 52, 157, 254
Hystérographie : 44, 226
Hystéroscopie : 226

ICSI : 239
Incompatibilité sanguine : 73
Infertilité : 221
Insémination artificielle : 237

Jumeaux : 190, 271

Klinefelter : 96

LH : 59, 61
Liquide amniotique : 79, 147
Listériose : 105

Malaises : 82, 148
Malformations : 55, 97, 268
Mammographie : 44
Marqueurs sanguins : 92
Maternité : 116
Maux de tête : 80
Médicaments : 259
Micro-injection de spermatozoïdes (ICSI) : 239
Môle hydatiforme : 103, 263
Mortalité maternelle : 275, 278
Myopie : 83

Nausées : 80
Nutrition : 104

Œdèmes : 149
Ovulation : 59
Ovule : 59

Palpitations : 125
Péridurale : 174
Perte des eaux : 168
Phlébites : 273
Pilule : 57, 66
Placenta : 79, 147
– praevia : 158, 263
Poids : 47, 52, 212
Prééclampsie : 157
Prématurité : 157, 270
Préparation à l'accouchement : 137
Progestérone : 60

Radiopelvimétrie : 155
Rapports sexuels : 64, 108
Rhésus : 54, 73
Retard de croissance : 158
Rubéole : 40, 72, 73
Rythme cardiaque : 155

Saignements : 99, 119, 135
Salivation : 83
Sang fœtal : 91
Sciatique : 128
Sexe de l'enfant : 64, 141
Sexualité : 64, 108, 120, 210
Sida : 43, 75
Siège : 188

Sophrologie : 137
Spermatozoïde : 61
Spermogramme : 226, 233
Spina bifida : 97
Sport : 47, 113, 120
Stérilet : 58
Stérilité : 221
Stilbœstrol : 258
Sucre : 72, 74
Syphilis : 43, 72, 73

Tabac : 48, 106
Température (courbe) : 60, 224
Testostérone : 61, 73
Toxoplasmose : 41, 72, 105
Texte postcoïtal : 224
Thyroïde : 52
Train : 111
Travail et grossesse : 31, 107, 120
Trisomie 21 : 55, 87, 93, 264

Vacances : 109
Vaccination : 112
Varices : 127
Ventouse : 196
Vergetures : 149
Version de l'enfant : 155
Vertiges : 82
VIH : 43, 75
Villosités choriales : 89
Vitamines B9 : 45, 105
 – cocktails : 54
Voiture : 110
Vomissement : 80
Voyages : 109

Yoga : 138

Ouvrage publié sous la responsabilité éditoriale
de Caroline Chaine

CET OUVRAGE A ÉTÉ COMPOSÉ
ET MIS EN PAGES CHEZ NORD COMPO (VILLENEUVE-D'ASCQ)
ET ACHEVÉ D'IMPRIMER SUR ROTO-PAGE
PAR L'IMPRIMERIE FLOCH À MAYENNE
EN SEPTEMBRE 2005

N° d'impression : 63851.
N° d'édition : 7381-0811-X.
Dépôt légal : septembre 2005.

*Imprimé en France*